不老は口から

アンチエイジング最前線

斎藤一郎

知恵の森文庫

光文社

はじめに――口からはじめる不老学

いまアンチエイジングへの関心が高まっています。「お肌のアンチエイジング」「アンチエイジング化粧品」「アンチエイジングなサプリメント」……。新聞や雑誌、テレビ等でアンチエイジングという言葉は頻繁に使われ、すっかり時代のキーワードになってきました。

「アンチエイジング（Anti-aging）」とは、日本語で言えば「抗老化」「抗加齢」のこと。体の老化が進むのを緩やかにし、若々しい体をいつまでも保とうというのが、アンチエイジングの考え方です。

だれでも年齢とともに、「若々しさ」が失われていきます。それは、生物として生まれたからには避けることができません。肌がたるんだり、お腹が出てきたり……。そんな老化は特に女性にとっては、耐え難い苦痛です。

だからこそ、老化の針を少しでも遅らせたい、そう思うのは自然な気持ちでしょう。アンチエイジングがここまで世の中に広まったのも、いつまでも若くありたいという現代社会一般の要請があったからにほかなりません。

ご存じのとおり、わが国は超高齢社会を迎えました。いまから十年後の二〇一五年には、六五歳以上の高齢者が人口の二六・〇パーセント、四人に一人が高齢者という時代がやってきます。これが二〇五〇年になると三五・七パーセント、三人に一人が高齢者になると国は報告しています。驚くべき超高齢社会の到来です。そうなったら患者の増大でただでさえ崩壊の危機にある医療費はさらに爆発的に増大するのは明らかです。いまから何とかしなければ、日本の将来は目も当てられない暗いものとなってしまうでしょう。

だれでも健康で長生きがしたいはずです。寝たきりになって、医療施設でやっと生きているという状態では、長生きする意味があるでしょうか。だいいち健康でなければ、自分で負担する医療費がかさみます。

病気ひとつせず、八〇歳、九〇歳、一〇〇歳までもアクティブに生きる。これが人として理想ではないでしょうか。そこで、いま注目を浴びているのが、抗加齢医学なのです。

病気にならない心身をつくり、いつまでも若々しく活動的な国民を増やそうという考えがその基本にあります。医者いらずの健康な人が増えてくれれば、医療費は大きく削減されるでしょう。

年を取ると発病する人が多い病気に糖尿病や高血圧などがあります。これらの病気はかつて「成人病」と呼ばれていました。それがいまは「生活習慣病」と呼ばれるようになっています。

糖尿病や高血圧は、年を取るから発病するのではなく、長年の間違った生活習慣によって引き起こされるというのが、いまでは医学界の常識です。生活習慣をあらためて発病を防ぐことができれば、老化を遅らせることも可能なのです。

医学的にこのことをさらにきっちりと検証し実践しようというのがアンチエイジング医学です。「老化を遅らせて、病気にもならず、いつまでも若々しく生きること」。これこそアンチエイジング医学が目指すものです。わが国では平成十五年に「日本抗加齢医学会」が発足し、さまざまな部門の医療関係者が集まり、アンチエイジング医学は大きな高まりを見せています。

誤解を恐れずに言えば、医学の世界のこれまでは、セクショナリズムが支配していました。耳鼻科医は耳と鼻だけを診る、眼科医は目だけを、歯科医は歯だけをという具合で、他科との積極的な交流が盛んだったとは言えませんでした。ところが、老化という問題を扱おうとするとき、人間の体全体を視野に入れなければどうしようもありません。アンチエイジング医学の世界でこうしたセクショナリズムは、無意味なのです。

脳、目、口、肌、筋肉……、どこをとっても若々しい、というのがアンチエイジング医学の目標とするゴールです。肌だけは異様に若いけれど、やたらと物忘れが激しいというのでは、真のアンチエイジングとは言えないでしょう。

正しいアンチエイジングを実践するために、この本で私は「口からはじめるアンチエイジング」を提案することにしました。

「あなたはどこで老化を感じますか」という問いに対し多くの人が「口」と答えることでわかるように、老いを感じる最初のきっかけのひとつが、「口」の老化です。

たとえば、歯が抜け始め、入れ歯（義歯）をするようになると、自分の歯で噛んでいたときと比べて、明らかに生活の質（QOL）が落ちてきます。QOLが落ちると肉体的にも精神的にも大きなダメージを受け、生きる活力が減じ、ひいては、老化のスピードも速まっていくことがわかっています。

口は食べる、飲む、話すといった人間の根本的欲求を司る器官です。だから、口の機能が落ちると、途端にエイジングのスピードが速まり早く老け込むことになります。

私が長年取り組んでいるドライマウスという病気があります。これは唾液の分泌量が何らかの原因で低下し、口の中が乾いてしまう病気です。発症する患者さんは、更年期以降の女性が多数を占めます。

いつも口の中が潤っている人は、ドライマウスという病気の苦しみをなかなか理解できません。水をいつも飲んでいればいいのでは、と思う人がほとんどです。しかし、水と唾液は似て非なるもの、決して代替品とはなりえません。

ドライマウスの患者さんはいつも口の中が乾いています。ですから、食事をするのもおっくうになります。唾液が少ないため口臭がきつくなり、他人と話すのを敬遠する方もいらっしゃいます。以前は活動的だった人が、ドライマウスになって精神的なダメージを受け消極的になったケースも多いのです。

しかし、病院にかかってもこの病気を知らない医師が相手では、「水を頻繁に飲むようにしてください」としか言われないでしょう。それでは病気が改善されず、こうしたことが積み重なっていけば、生きていても楽しくありません。「口の中が乾く」という体のほんの一部分の不具合が、生きるエネルギーまで奪ってしまうことになります。

ドライマウスに悩むそのような患者さんのために、私が勤務する病院ではドライマウス外来を開設しています。そこでは患者さんの訴える苦痛に耳を傾け、さまざまなドライマウスへの対処法を提案しています。すると、このような口のトラブルがなくなると患者さんは、元気になり、若さを取り戻してくださいます。ドライマウス外来はアンチエイジング外来でもあるのです。

口の最大の機能は嚙むことです。人は自分の歯で嚙めなくなると、脳の老化がぐんと進むことがわかってきました。

また、一日に約一五〇〇ccもつくられている唾液は、医療の最前線でいま大きな注目を集めています。唾液には若さを保ち老化を防ぐ物質も含まれていることが明らかになったからです。ドライマウスのように、唾液がきちんと出なければ若さは維持できないのです。

頭も体も『不老は口から』です。

この本で私は、「口の若さを保ち、体全体の若さを保とう」という新しいメッセージをお伝えしようと思います。毎日使う口にもっともっと注意を払い、きちんとケアしていくことこそが、アンチエイジングの第一歩です。

アンチエイジング医学の世界への入り口として、本書を活用していただければ幸いです。

【目 次】

第3章　唾液は若さを保つ秘薬

第4章　「口」を鍛えてしわもたるみも改善できる

第5章　アンチエイジングなサプリメント

第6章　食べ物とアンチエイジング

第7章　アンチエイジング・クリニックの登場

本文イラスト／いなばゆみ(pict-web.com)

第1章

あなたの老化は「口」しだい

「老化のバロメーターは口にあり」というのが私の考えです。なぜそのように考えるのか。まずはそのことについてお話ししていきたいと思います。

口をよく使う人は健康である

口の役割としてすぐに思い浮かぶのは「食べる」「飲む」です。生命維持に必要不可欠な栄養分を取り入れるためには、まず口が必要です。口から栄養分を取り入れられなくなれば、点滴を用いますが、これは非常事態です。点滴だけで人間らしい活動を営むことはほぼ不可能です。

食べるという行為は単に生命維持のためにあるわけではありません。生きる楽しみとしても存在します。食べることは、味わう（味覚）、嗅ぐ（嗅覚）、目で楽しむ（視覚）など五感を総動員する活動です。おいしいものを食べたときの満足感や幸福感については、いまここで言及するまでもないでしょう。

よく食べるというのは若さの象徴でもあります。「年を取って食が細くなった」、よく聞かれる言葉です。年齢を重ねることで食欲は押さえられてくるものです。しかし、高齢でも「健啖家ですね」などと言われる人がいますが、そのように年齢を重ねてもよく食べ、よく飲む人は総じて「若々しい」ものです。

ところで、食べ物をおいしく食べるためにはいったい何が必要でしょうか。

まずは丈夫な歯です。そして食べ物をきっちりと咀嚼《そしゃく》するための筋肉。さらには唾液です。この三つの要素が非常に重要で、これらの機能が低下するということは、すなわち口の機能が低下すること、と言えるでしょう。

さて、「食べる」「飲む」に続いて、口の重要な役割としてもうひとつ挙げたいのが「話す」機能です。

人間はコミュニケーションする動物です。人間のコミュニケーションと言えば、やはりしゃべることとです。話し相手のいない独り暮らしの高齢者は、老け込むスピードが速いことはよく知られています。

電車などに乗っていると、お隣が高齢のご婦人集団、なんてことがよくあります。聞き耳を立てているわけではありませんが、会話の内容が耳に入ってきます。よくもまあそんなに話し続けられるなあと、私など感動すら覚えることがあります。話の内容はとりとめのないことばかり。けれども楽しそうではあります。

女性が男性より平均寿命が長いのは、コミュニケーションの量が関係していると主張する人もいます。よくしゃべる人は長生きするというのです。

女性は井戸端会議が得意ですが、井戸端会議で話されている内容に意味のあるものは少ないものです。しかし、コミュニケーションというものは、そもそも質は関係なく量にこそ意味があるのかもしれません。

じつは、話すという行為は、意外にエネルギーを使うものです。だから、高熱を出して寝込んだり、ひどく疲れたりしたときは、話す気力もなくなってしまうのが普通です。あなたもそんな経験を持っていることでしょう。となると、いつもエネルギッシュによくしゃべる人というのは、心身ともに健康な状態にあるのだと言えるのではないでしょうか。精神的に落ち込んでいるときは、誰とも話したくないものです。

このようにして見ていくと、食べる、話すなど、口をよく使う人かどうかは心身ともに健康かどうかのバロメーターだと言えそうです。

口の老化は心身の老化

いま日本人の平均寿命は男性が約七八歳、女性が約八五歳です（「二〇〇三年簡易生命表」）。この数字を二で割ると約四〇歳となります。そしてこの男女とも四〇代というあたりから多くの人が「老い」を感じてくるように思われます。

そもそも人はどこで老いを感じるのでしょうか？

むろん個人差がありますし、実年齢によっても違いますが、ほとんどの人に共通しているのは「目」と「口」ではないでしょうか。

目の老化からお話ししましょう。

目については、四〇歳を境にしていわゆる「老眼」を感じる人が増え始めると言われています。老眼とは近くのものが見えにくくなる症状で、正式には「老視」と呼ばれます。加齢にしたがって、目の調節力が弱くなるために起きます。

どんな人でも二〇歳ぐらいをピークにして、目の調節力は衰えていきます。二〇代、三〇代の頃でも調節力は徐々に衰えているのですが、それが「近くが見えにくい」という症状としてはっきり現れてくるのが四〇歳頃というわけです。

「近視の人は老眼になりにくい」とよく言われますが、この表現はじつは正しくありません。近視の人でも正常な視力の人でも、目の調節力は年齢を増すにしたがって衰えるのです。近視の人が老眼になりにくいと思われるのは、彼らが常に近くにピントが合っているため、「近くが見えにくい」という症状を感じる年齢が来るのが遅いというだけのことです。近視の人もいずれ必ず老眼に悩まされるのです。

残念ながら、老眼を治療する方法は現在のところ開発中で、治療法の確立までには至っていません。ただし、アンチエイジング医学の立場からは、こんな意見も出されています。つまり、老眼というのは「目の老化」であり、目という体の一器官の老化の問題だから、体全体を若々しく保てば、目も若さを保ち続けられる——という考えです。アンチエイジング医学の実践により目の老化を積極的に防ごうという提案がなされるのですが、このあたりのことは後で詳しく述べます。

死ぬまで自分の歯で噛みたい

目の次は歯に現れる加齢についてお話しします。年を取ると歯が抜けて自分の歯が減っていきます。歯が抜けるのは、歯そのものに問題があるというより、それを支える歯肉と歯に原因があります。これらが弱る大きな原因は歯周病です。歯周病とは歯の周囲組織の疾患の総称です。これはいわゆる生活習慣病のひとつで、現代人の誰もが侵されるリスクのある病気だと言えます。

長命で、亡くなるまで自分の歯で食事を楽しむ方ももちろん大勢いらっしゃいますが、高齢になればなるほど、抜けた歯の替わりに入れ歯を入れる、義歯装着者の割合は増えていきます。部分入れ歯から始まり最終的には総入れ歯へ、というのが多くのケースです。だれでも食事は美味しく食べたいものですが、残念ながら歯が抜け義歯のお世話になると食事を以前のように楽しめないことが多いようです。いくらぴったり合った義歯でも入れ歯という異物は異物。「味覚が変わった」とおっしゃる方が多いのが実情です。

自分の歯で食事を摂れるかどうかは、その人にとって大きな問題です。自分の歯を長持ちさせて、いかにして自分の歯を保ち続けるか、自分の歯で噛み続けられるかは、現代の歯科医療が抱える最重要課題です。

人間以外のほとんどの動物にとって、歯がなくなることは死を意味します。百獣の王ライオンも、貪食《どんしょく》で獰猛なサメも、鋭い歯があってこそ恐れられるわけです。

話は少し違いますが、犬の場合は歯が抜けて噛めなくなっても、飲み込める程度の大きさの食べ物を与えればある程度生き延びられるそうです。しかし、歯がないのでさまざまな病気が誘発され、健康が著しく損なわれてしまうことは免れません。それに、人に飼われている犬は人間同様、かなりの割合で歯周病を患うことが知られています。

人間には知恵があるので、義歯というものを発明しました。義歯の歴史は非常に古く、紀元前二五〇〇年頃のものと推定される義歯のようなものが古代エジプトの遺跡から発掘されています。義歯を「最古の人工臓器」と称する専門家もいるくらいです。

日本で最も古いとされているのは、和歌山県・願成寺で発見された木製の義歯です。「仏姫《ほとけひめ》の義歯」と呼ばれ、いまから五〇〇年前に製作されたこの義歯は女性の上あご用のもので、昔の人の知恵と技術には驚かされます。なにしろ現在の総入れ歯にも理論的には遜色ないほどのすばらしい義歯なのです。そのような木製義歯は江戸時代頃まで使われていました。こうしたことを見るにつけても、日本は木の国であることを再確認してしまいますね。

現代では医学の進歩により木製の義歯はもう見ることはできません。いまはインプラントなどの技術も進み、義歯より快適な方法も登場しています。

人が老化を感じるものとして「目」と「口」を挙げましたが、そのほかに、男性なら年を取ることがＥＤ（勃起不全）として自覚されるという経験を持つかもしれません。また「よく眠れない」「夜中何度も目が覚めてしまう」など、睡眠障害に関しての訴えも加齢とともに多くなるようです。

人間の基本的欲求である「食欲」「性欲」「睡眠欲」、これらに障害が生じると、やはり人は老化を強く感じることになります。

――口は健康の入り口

「口の機能低下」に話を戻します。

口というのは消化器です。消化器というと、普通は胃腸を思い浮かべますが、消化器系というのは、口から肛門まで続く長い管状の器官を指します。そこでは、食物を摂取し、摂取した食物を栄養素に分解し（消化）、栄養素を血液中に吸収し、消化できない残りの部分を排泄する、という働きをしています。口もれっきとした消化器の仲間なのです。

食べ物を最初に取り込むのは口で、最初の消化は口から始まります。口から取り込めるのはそれなりの大きさになった食べ物でなければなりません。大きなまま、噛まずに飲み込むことは不可能です。そんなことをすれば、食道や胃を激しく傷めます。

ここで、口から入った食べ物が排泄物として体外に出るまでの流れを説明しましょう。

そもそも消化とは、食べ物の中の栄養分を消化器や消化液の働きで分解し、体の中に取り入れやすい物質に変換することを言います。ですからそれぞれの消化器は消化液を分泌します。言わばひとつのセットです。

また、消化の役割は、大きな物質を小さな物質に変えるとともに、水に溶けるものに変化させ血液中に吸収しやすくする、というものです。

消化はまず、口の中で食べたものが咀嚼され、唾液と混じることから始まります。唾液に含まれている酵素が、デンプンを分解して糖に変える作業が行われています。

食道を通った食べ物は胃に行きます。ここでは胃液が分泌されます。その後、十二指腸、小腸、大腸を通って肛門を通じて排泄物として出されます。

この過程で適宜、栄養分は肝臓や膵臓に送られ、消化液である胆汁や膵液などが分泌されています。

さて、口の消化機能についてもう少し詳しく見ていきます。口の消化機能として挙げられるものとしては、以下のものがあります。

●咀嚼機能……食べ物を粉砕する
●分解機能……消化酵素アミラーゼによる分解
●殺菌機能……食べ物を唾液によって殺菌
●各消化器への働きかけ……胃腸などを活発化させる
●膨潤機能……食べ物と唾液をよく混ぜ合わせ、胃や腸での分解を促すように液化
●pHコントロール機能……食べ物を中和する。これにより胸焼けや胃下垂を防ぐ
●解毒作用……飲食物に含まれる毒物を唾液によって無毒化、中和する

このように、消化器としての口の役割は多岐に渡ります。正しく消化するために、いかに口が重要な役割を担っているかが理解いただけると思います。

私たちは胃腸や肝臓といった内臓の健康ばかりに目を向けがちですが、健康の第一関門である口の健康も、たいへん重要だということに気づくべきでしょう。

「血液サラサラ」になる食品は何かなど、最近の健康ブームでは、「何を食べるか」がこ

図1　消化器の全景

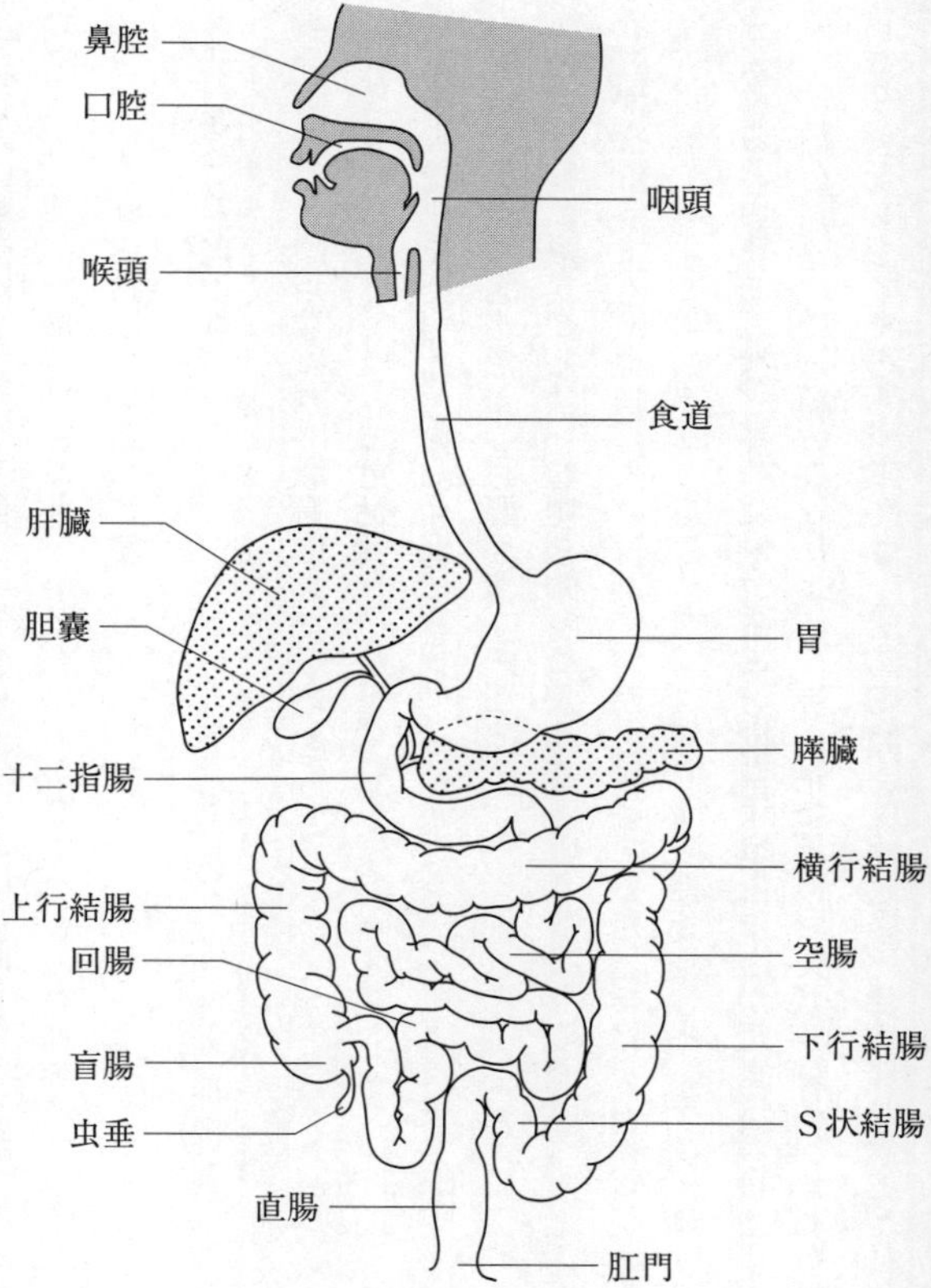

とさらに注目されていますが、「どのように食べるか」も、実は「何を食べるか」と同様に大切なのです。よく嚙んで食べなさい——子どもの頃からずっと言われ続けていることは、科学的に重要な意味を含んでいるのです。

口はれっきとした消化器

消化器である口は、実は非常に敏感な消化器でもあります。

「食べる」「飲む」という行為は、粘膜で覆われている口、胃、腸などと、そこに入ってきた食べ物や薬が直接粘膜に触れるという意味です。したがって、「何を食べるか」ということについて、いま一度深く考える必要がありそうです。

口から何かを入れるということは、異物を体内に入れるということなのです。たとえば皮膚にある物質が接触しても、傷口があれば別ですが、接触するだけではその物質が体内に入るのには時間がかかります。それにくらべて、口の中は粘膜です。ということは、口の中に何かを入れるということは、傷口に触れるのと同じようなことが起きるわけです。

舌下錠という言葉を聞いたことがあるでしょう。狭心症など心臓疾患の薬としてよく知られるニトログリセリンも、その舌下錠です。この薬は、文字通り、舌の下に含んで使用します。なぜ普通の飲み薬のように飲み込まないかというと、口の中の粘膜のほうが吸収効果が高く効果が出るのが早いからです。それだけ、口の中というのは、敏感ということなのです。また、そのほうが胃液で薬が分解されることもなく肝臓への負担も少ないこともあります。

最近の禁煙ブームでよく使われるニコチン入りのガムやアメも同様です。

常習喫煙によってニコチンへの薬物依存症に陥っている場合は、禁煙を試みても失敗する例が少なくありません。そこで考案されたのがニコチン代替療法です。

ニコチンをたばこ以外の方法で摂取し、その摂取量を徐々に減らし、同時に禁煙指導も行いながら禁煙を成功させようというものです。この代替療法に用いられるものがニコチンガムやアメなのです。

ニコチンガムは一九七三年にスウェーデンで開発されたもので、ニコチン以外に何も含まれていないガム状の薬剤です。禁煙の過程では、つい口さみしいことからたばこに手を伸ばしてしまうことがよくあります。ニコチンガムを噛むとニコチンが溶け出して口の粘膜から吸収され、血液中のニコチン濃度を上げることになり、それである程度離脱症状（禁断症状）を和らげることができるのです。

口の粘膜を介して血液中にニコチンを供給して、タバコを吸ったときと同じ状態をつくって、喫煙習慣をなくそうという考えです。

口に入れるものは何となく安全、というイメージを私たちは持っています。しかしながら、口も消化器官として立派に働いているわけですから、実はかなりリスクの多い行動でもあるのです。

実際、中国製の健康食品に重篤な副作用があったとか、中国製の冷凍野菜に未認可の農薬が使われていたとか、食品の安全性に関してさまざまな報道が続いています。口は健康の入り口です。だからこそ、これからの私たちは十分な知識を持ってこうした問題に対処していくべきでしょう。

歯周病は全身の生活習慣病の引き金になる

口の生活習慣病といえば、歯周病です。一般的に、三〇代になると、罹患リスクが高まることが知られています。歯周病を放置しておけば、当然歯肉が衰え、最終的には歯が抜けてしまいます。

いつまでも自分の歯で食べ物を咀嚼することは、口だけでなく全身のアンチエイジングを考える上でたいへん重要な要素です。さらには、歯周病を放置しておくと、全身の生活習慣病に罹患するリスクが高まることも次々に報告されています。

歯周病を引き起こすのは、細菌です。歯周病菌は単に歯肉炎や歯周病の原因となるだけ

図2　年齢別歯周病罹患率（平成11年厚生省歯科疾患実態調査）

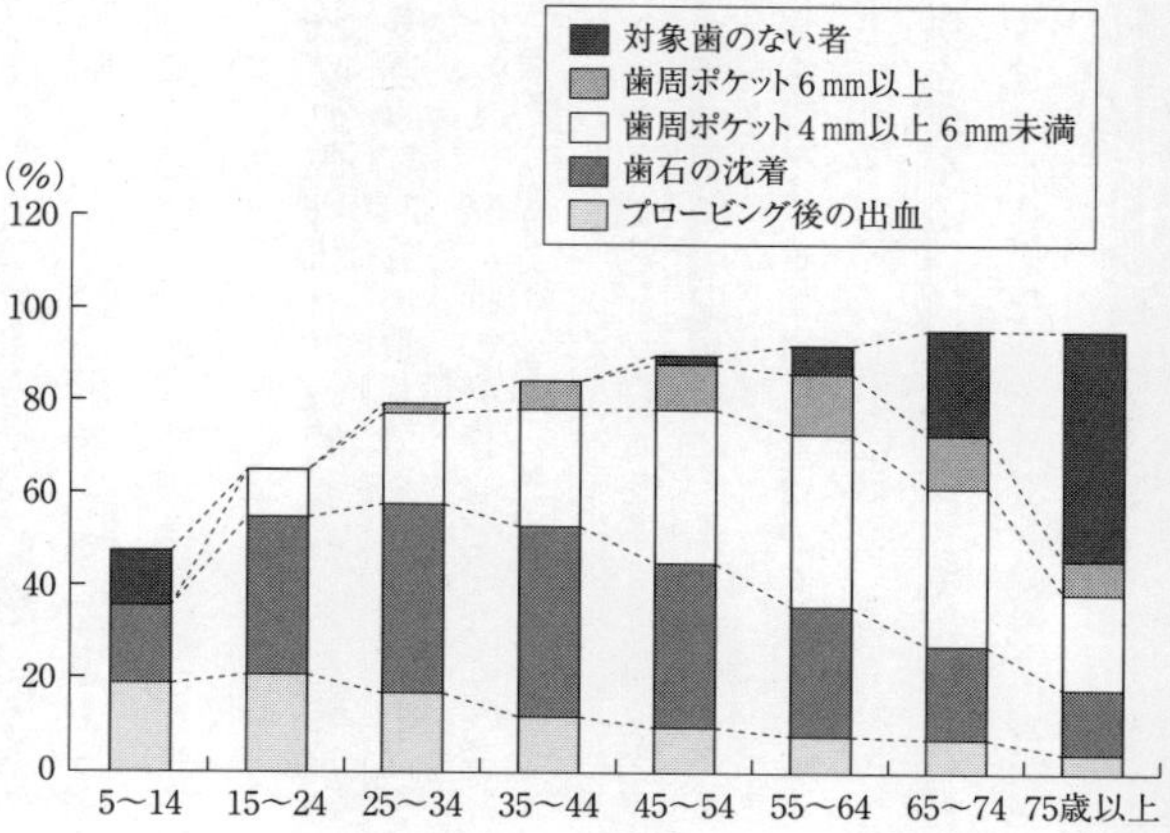

■ポケット
健康な歯肉溝（歯と歯肉の境界にある溝）をサルカス、病的な歯肉溝をポケットといいますが、歯周病のためその深さが4〜5mm以上になりますと、歯周病菌のはびこりやすい環境になってくるだけでなく、歯槽骨（歯を支えている骨）がかなり破壊されつつあるといえます。

■歯石
歯（特に根元の部分）にくっついて、表面がザラザラで中がスカスカのため細菌やその産物の温床になります。

■出血
プロービング（ポケットの深さを測定すること）している時に出血することがありますが、これはその部位に炎症があることを意味しています。

でなく、全身のさまざまな病気に深く関与しているとされています。

誤嚥性肺炎。これは高齢者がよく罹患する病気で、唾液量が少なくなるなど口腔環境が著しく悪くなると、口の中のさまざまな細菌が増殖し、これが誤って気管支に入ることで起こるものです。

歯周病が動脈硬化を助長するという報告もあります。これは、歯周病菌が歯肉の毛細血管に入り込み、血管に張り付くことが原因だとされています。歯周病の人は、歯肉が健康な人と比べて、狭心症の発作などを起こす確率が約三倍も高いことがアメリカの研究で報告されています。

糖尿病と歯周病の深い関連性もよく知られるようになりました。歯周病菌に感染することによって過剰に産生されたサイトカインがインシュリン細胞に影響を与えて、高血糖状態にしてしまうためです。糖尿病の患者さんは、唾液の分泌が低下しているため歯周病菌が増殖しやすく、その症状をさらに悪化させることもあり注意が必要です。

歯周病を単なる口の病気と侮ってはいけません。さまざまな生活習慣病を誘発する危険な病気です。口の健康は、まさに全身の健康の入り口なのです。

第2章

しっかり噛んで若さを保つ

「よく噛むことが若さを保つ」。これがこの本で私が最も伝えたいテーマです。なぜ噛む行為が若さを保つのか検証していくことにしましょう。

人は噛めなくなると、老化のスピードが速まります。まずはこのことからお話しします。七〇歳以上の高齢者一一六七人を対象に歯や噛み合わせを中心にした口腔機能と脳の関係を調べた東北大学歯学部・渡邊誠教授らの研究グループの調査を紹介しましょう。

この研究でまず明らかとなったのは、健康な人と脳に障害がある人とでは、歯の数に違いがあるということでした。健康な六五二人には平均して一四・九本の歯があったのに対し、認知症(痴呆)の疑いがある五五人には平均して九・四本の歯しかなかったそうです。

よく噛み正しく咀嚼するために一番重要なことは、上下の歯の噛み合わせがよいことです。いくらすべての歯が残存していても、噛み合わせが悪ければ本来の機能を果たしません。歯ばかりでなく、体のあちこちに不具合が生じるなど、デメリットのほうが大きいほどです。それでも歯がなければ話になりませんから、歯は多いに越したことはありません。それだけ噛み合う部分も増えるのですから。

そこで、この研究ではさらに、高齢者一九五人の脳をＭＲＩ（磁気共鳴断層撮影装置）

で撮影し、残っている歯や噛み合わせの数と、脳組織の容積との関係を調べています。その結果、残っている歯が少ない人ほど、記憶を司る大脳の海馬《かいば》付近や思考を担う前頭葉付近の容積が減少していることがわかりました。

これから推測できることは、しっかりと噛める人はいくつになっても脳が若い、という結論なのです。

もうひとつ、噛むことと脳についてのデータを紹介します。

長崎大学の新庄文明教授らが高齢者を対象に行った調査では、自分の歯も入れ歯もしていない、歯のまったくないお年寄りで、ひとりでどこへでも出かけられると答えたのは全体の三五パーセントしかいませんでしたが、自分の歯がなくても義歯を入れている人は、六〇~七〇パーセントがひとりで行動できると答えたそうです。

自分で噛むことができなくなってしまっては、行動範囲まで狭まってしまうのです。こうして、精神的な老化がどんどん進んでいくのでしょう。

では噛むことがなぜ脳を若々しく保つのでしょうか。そのキーワードは「刺激」です。

これまで医学の常識では、脳細胞は増えることはない、脳細胞は加齢とともに死んでいく、というものでした。ところが数年前、アメリカのある医師が「人間の脳細胞は七二歳を過ぎても増える」と発表しました。

なぜ増えるのか。それは脳細胞にもステムセル（幹細胞）があることが明らかになったからです。

細胞は分裂によってその数を増やします。しかし、分裂を繰り返していく際に、他のものになっては困ります。目の細胞が分裂を繰り返していくうちに舌になっては困るわけです。ですから、再生を続けていくところには、必ず自己を自己たらしめるオリジナルな環境とそこで生育する細胞が存在しています。これが幹細胞・ステムセルです。

このステムセルが脳にも存在することがわかったのです。つまり、脳を再生するオリジナルな細胞が脳にもあるわけですから、しかるべき方法を取れば脳細胞はいくらでも分裂・増殖を繰り返して増えていく可能性があるということです。

脳にあるステムセルは、神経幹細胞と言われ、神経幹細胞から分化した細胞が神経細胞（ニューロン）です。神経細胞は、海馬や前頭葉に存在しており、認知症認知症(痴呆)はこれが死滅することによって起こるとされています。

ステムセルは白血病や再生不良性貧血の治療、ガン治療にも応用されつつあります。ガンの治療には、強力な化学療法、放射線療法がありガン細胞を徹底的に破壊します。このとき体内の造血機能、免疫機能も破壊されてしまいます。もしステムセルが保存されていれば、これを利用して細胞を再生させ、造血機能、免疫機能を元の状態に戻し回復させることができると考えられます。

また、このステムセルから皮膚・骨や臓器を作る研究も始まっていて、動物実験ではさまざまな臓器を作ることに成功しており、筆者の研究室でも唾液腺の再生が可能になりました。

ステムセルは、いまや時代のキーワードとなっており、特にこれから大きな発展が予想される「再生医療」の分野ではきっと主役を担う存在になるはずです。

なぜよく噛むことで脳が若く保たれるのか

脳細胞を増やすための一番の方法は脳に「刺激」を与えることだと言われています。つまり脳をたくさん働かせることが大切なのです。

脳細胞には軸索という突起物があります。この軸索からドーパミンやセロトニンなどの神経伝達物質が放出され、放出されたこれらの物質は、神経細胞（ニューロン）の特定の受容体（レセプター）に受け取られ、神経ネットワークに情報を伝えます。

たくさんの伝達物質を受け取りやすくするために、ニューロンには棒状の突起が多数存在します。この突起が伸びたり枝分かれしたりすればするほど、多くの物質を受け取ることが可能となります。つまり、脳の活性化のためには、この突起をいかに増やすかが重要なわけです。

アメリカのある研究では、亡くなった人の脳で、この突起の長さを調べた結果、突起が長く枝分かれが多い人ほど、認知症(痴呆)になる割合が低いとわかりました。

脳を刺激する方法はたくさんあります。たとえば、速読する（文章をブロックで認識して読み取る）と、脳が活性化することが知られています。また、積極的に手指を動かすことも刺激になります。ポケットの中に十円玉と百円玉を何枚か入れて、百円玉だけを取りだす作業を繰り返すと、指に意識が集中し触覚が鍛えられることで脳が刺激されます。ピアノやギターなど楽器を演奏して指先を動かすことも脳への刺激になります。

ここで知っていただきたいのは、「噛む」という行為も、じつは脳を大いに刺激するということです。

人間の脳の外側を覆う大脳皮質には、運動野と呼ばれる部位があります。運動野は、私たちが行うあらゆる動きにかかわる命令を出しています。歯と脳の間には、末梢と中枢を連携する強力な神経ネットワークが存在しています。噛む行為は運動野を大いに刺激します。

ガムを噛んだときに脳への血流がどのように変化するかを調べる実験では、ガムを噛むことで、脳の血流や代謝が大きく増えるのがわかりました。血流が増えるということは、

図3　よく噛むことと脳の活性化

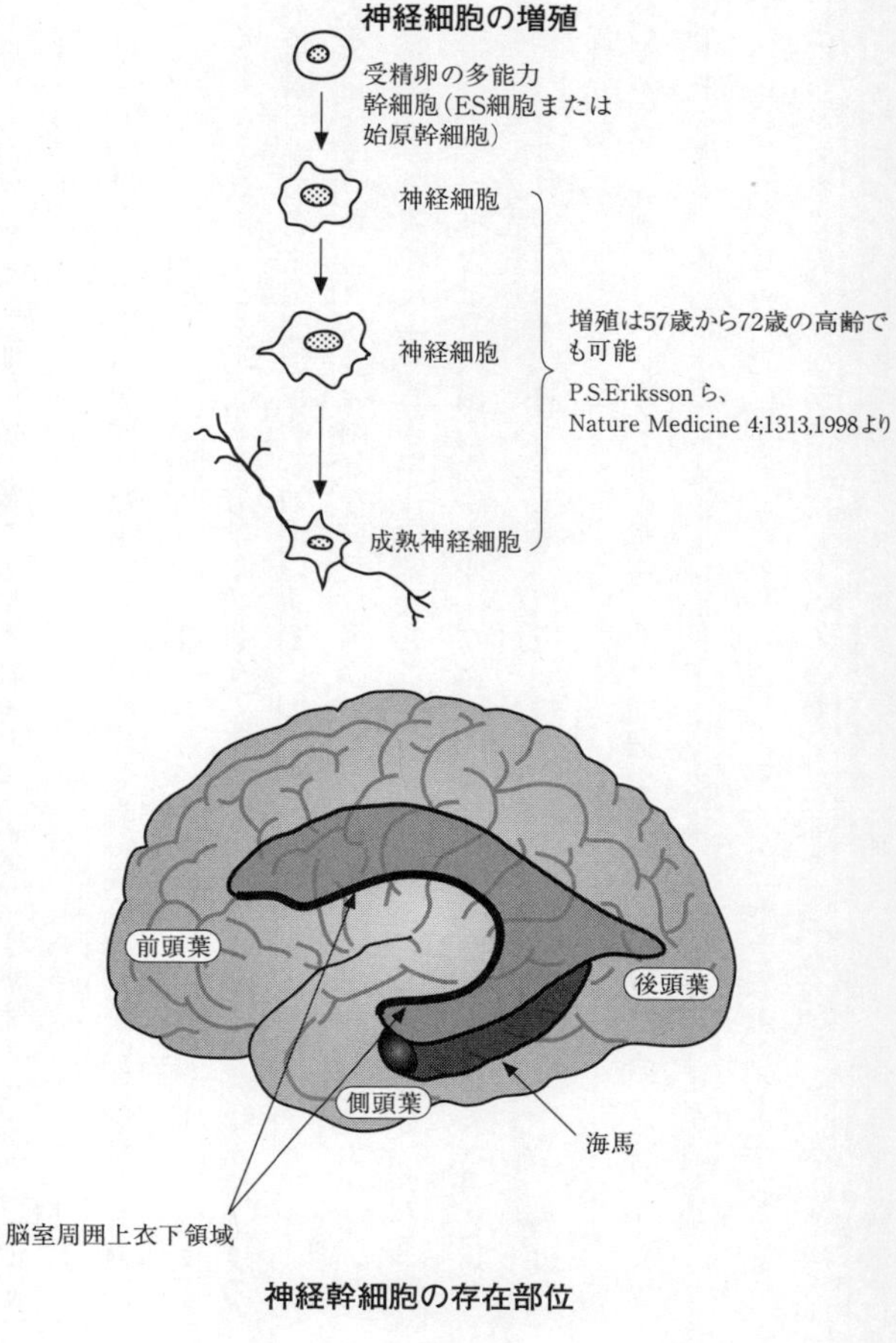

P.S.Eriksson ら、
Nature Medicine 4;1313,1998 より

脳が活性化した何よりの証明です。噛むという行為により脳は、われわれの想像以上に刺激を受けるのです。

人間ばかりではなくマウスを使った実験も行われました。成分の等しい硬性飼料と軟性飼料によって、よく咀嚼する群と咀嚼しない群のマウスを育て、条件回避や迷路学習を行いました。その結果、よく咀嚼する群は咀嚼しない群に比べて確かに学習効果が向上すること、咀嚼が脳の老化を遅延させる効果のあることが明らかになりました。

また奥歯を抜いたマウスと抜歯しないマウスのグループに分け、学習記憶能力について調べました。一度入ったエサ置き場に再度入ることなく、効率よくエサを取ることを学習させる実験です。結果は、抜歯しないグループは時間が経つにつれ、効率よくエサを取ることができたのに対し、歯を抜いたグループはやはりうまくエサが取れなかった、というものでした。

実験後の病理解剖では、記憶を司る海馬の神経細胞が、抜歯したマウスでは著しく減少していたそうです。

歯が抜けたりして噛み合わせが悪くなり、噛む行為が十分にできなくなると、脳は活性化する機会を大きく失い、やがて退化していくのです。

噛むことで脳が活性化するもうひとつの要素に、じつは唾液の働きがあります。唾液にはさまざまな物質が含まれていて、その中には脳や肉体の若さを保つものも複数含まれているからです。これについては、次の第3章で詳しく述べることにします。

噛めなくなると全身の筋力も低下する

噛むという行為は、実は非常に緻密で複雑です。手足を動かすことよりずっと高次な行動とされています。左右のあごの関節を使い、左右両方にある側頭筋《そくとうきん》と咬筋《こうきん》をそれぞれ動かしコントロールします。

咬筋は噛みしめるときに動くあごと頬にある筋肉で、側頭筋はこめかみ部分にある筋肉です。しかし噛むために必要な筋肉はあごだけではないのです。じつは、首筋、胸、背中にある12種類の筋肉を使って下あごを動かしています。

あるデータによると、歯をしっかり噛みしめると、たとえば太股やふくらはぎなどの筋肉までも活性化するそうです。そしてふだんより大きな力が発揮されることがわかっています。

重いものを持ち上げるなど、いざ力を入れるときには、顔をしかめます。これはぐっと噛みしめることで全身の筋力がフルに使えることの証拠です。

プロ野球選手や大相撲の力士など、一流のアスリートの多くは、歯の手入れを欠かさないと言います。常に歯を食いしばった状態でプレーをしているので、奥歯などは欠けたり折れたりでガタガタだそうです。

きっちりと噛むことができなくなると、それだけで普段の力の半分も出せなくなるのですから、いかに噛むという行為をきちんとできることが重要か、ここからもわかります。

高齢者になると、つまずいたりして転倒する事故をよく起こします。骨密度が低下していますから、骨折もしやすく、それが寝たきりの原因ともなりかねません。つまずきや転倒が起こる原因は全身の筋力の低下が大きいと思われますが、噛む力の弱さや噛み合わせの悪さにも原因があるのではないかと私は考えています。

噛む力が弱まると、全身の筋力も低下することになります。さらに左右の噛み合わせのバランスが悪いと背骨など全身の骨格バランスが崩れることはよく知られています。これが、全身のバランス感覚を司る三半規管《さんはんきかん》にも大きな影響を及ぼします。

三半規管は耳の奥にあり、体が傾くと、三半規管が体の傾きを感知して、脳から筋肉に「体の向きを調整せよ」という指令が出されます。しかし、常に頭の位置が不安定に傾いていると、三半規管は正しく機能できません。それで、バランス感覚が悪くなり、つまずきや転倒が起こるのです。

高齢者に多く見られる難聴や耳鳴りも、噛む行為により耳の筋肉を鍛えることで大幅に改善したという報告もあります。ガムを噛むことで、耳周辺の血流がよくなり、筋肉の働きも活発になったことが推測されます。

入れ歯の悪循環

「八〇二〇運動」という言葉を耳にしたことがありませんか。八〇歳になっても二〇本、自分の歯を保とうという厚生労働省と日本歯科医師会の働きかけで起こった運動です。

通常、人は「親知らず」を除いて、二八本の歯を持っています。最近の全国調査では、その二八本あった歯が、四〇歳代で三本、五〇歳代で五本、六〇歳代で一二本、七〇歳代で二〇本、八〇歳代で二四本も減ってしまっているという結果が出ています。

好きなものを何でもおいしく食べるには、健康な自分の歯が二〇本以上あることが必要だと言われています。しかし、歯は四〇歳を過ぎる頃から急激に失われ、七〇歳では平均八本の歯しか残っていないのが現実なのです。

これだけ歯が失われれば、義歯のお世話になるしかありません。しかしながら、義歯にすると、噛む力は自分の歯の場合よりも減ってしまうと言われています。

これでは完全に悪循環です。噛む力が弱い↓噛みごたえのない食べ物を選ぶ↓ますます噛む力が弱くなる↓老化が進む……。

歯の調子がよくないから、あるいは義歯なのであまり噛みごたえのあるものはイヤだろう、などと言って、噛まなくてもよいように食べ物を細かく刻んだり、硬いものはイヤだろうと必要以上に煮込むなどして軟らかくして食卓に出してあげるのは、決して親切ではないのです。しっかりと噛みごたえのあるものを食べさせることが大事なのです。

最初にも述べた通り、日本歯科医師会では、八〇歳で二〇本の自分の歯を保つ「八〇二〇運動」を進めています。一生自分の歯で食べる、しかも十分噛んで食べる、それが健康で豊かに高齢社会を乗り切る秘訣であると言っても過言ではないでしょう。しかし、八〇二〇運動の本当に意図するところはただ単に二〇本残っていればいいというものではありません。若い人で十分に歯が残っている人でも、噛むという行為をしなければ、それは歯が残っていないと同義なのです。

それにしても一番大切なのは、しっかり噛むことです。噛む行為が十分にできることは、噛み合わせの数が多いことなのです。残っている歯が多ければ多いほど、確率論として噛み合わせの数が多くなりますから、とにかく歯がたくさん残っていることはたいへん重要です。

図4　1人平均喪失歯数の年次推移、性・年齢階級別（永久歯）

（単位：本）

		昭和62年	平成５年	平成11年
総　数	20〜24歳	0.51	0.20	0.15
	30〜34歳	1.77	1.32	0.57
	40〜44歳	2.99	2.70	1.84
	50〜54歳	6.66	5.63	4.37
	60〜64歳	13.55	11.25	8.01
	70〜74歳	20.37	17.59	15.56
男	20〜24歳	0.37	0.17	0.12
	30〜34歳	1.57	1.18	0.64
	40〜44歳	2.40	2.71	1.90
	50〜54歳	5.28	4.50	3.98
	60〜64歳	11.74	9.94	7.30
	70〜74歳	18.78	15.83	14.61
女	20〜24歳	0.61	0.23	0.18
	30〜34歳	1.87	1.39	0.52
	40〜44歳	3.33	2.68	1.79
	50〜54歳	7.58	6.36	4.57
	60〜64歳	14.90	12.26	8.48
	70〜74歳	21.40	18.84	16.37

咀嚼と生活習慣病の深い関係

よく噛めなくなると、そこからさまざまな病気を誘発します。病気になれば生存確率は下がります。生存確率を上げ、いつまでも若々しく生きるためには、こうした病気を遠ざけておく必要があります。

糖尿病や高血圧といった生活習慣病を引き起こす誘発因子のひとつに肥満があります。肥満というのは、簡単に言えば消費カロリーと摂取カロリーのアンバランスが原因です。現代人はカロリー過剰だと言われており、それに輪をかけて運動不足です。だから肥満のリスクに常にさらされています。

摂取カロリーを抑えるためには、食事量を減らすのが一番です。さらに食事量を減らすためには、よく噛むことが非常に大切なのです。

食べ過ぎの人は概して食事時間が短い、いわゆる「早食い」傾向があります。ところが、よく噛むと食事の時間は長くなります。食欲は、脳の摂食中枢と満腹中枢でコントロールされています。前者が働くと食欲が出ます。そこで、食事を摂り血糖値が上がると、今度は満腹中枢が働きだし、食欲にブレーキをかけます。

あまり速く食べると、満腹中枢が働く前に食べ過ぎてしまいます。食欲に対するブレーキがかかるのがうんと遅れることが、肥満のもとになるのです。

空腹状態のとき、数分間ガムを噛んだあとに食事を摂ると、そうでないときと比較して、食事量が二～三割減るという報告があります。噛む行為そのものが、満腹中枢を刺激することが推測されます。

よく噛まずに食べ物を飲み込むと、胃を痛めます。それはそうです。一番目の消化器である口がちゃんと機能していないのですから、そのツケが他の消化器にまわってしまうのです。口による消化が十分に行われていない食べ物が胃に直接入ってくれば、胃酸が過剰に分泌され、胸焼けや胃痛の原因となります。こうしたことが積み重なっていけば、胃潰瘍などを誘発することも十分に考えられます。

唾液が若さを保ってくれる

よく噛むと唾液も多く分泌されます。この唾液こそ、若さの秘薬とも言うべきものだと私は考えています。

私は長年、シェーグレン症候群という病気を通じて唾液腺の研究に取り組んできました。唾液及び唾液腺を専門とする者として、多くの論文も手がけてきましたが、最近になって唾液のさまざまな効能が明らかとなって、自分自身驚いています。唾液の驚くべき機能については、次の第3章で詳述するので、ここでは簡単にご紹介しましょう。

唾液には活性酸素を除去するさまざまな物質が含まれています。活性酸素とは、酸化力の強い酸素のことで、非常に毒性が強く、老化を早める原因とされています。酸素そのものは生存する上で必要不可欠なものですが、鉄を錆《さ》びさせるのと同様、長年の蓄積でいわば体の中もさびていくのです。酸素より酸化力の強い活性酸素が体内で発生すれば、大きな害となることはご理解いただけるでしょう。食品添加物や紫外線、タバコなどは活性酸素を発生させる原因となります。

活性酸素は生活習慣病やガンの原因として知られています。この悪玉である活性酸素を除去してくれる成分が唾液に含まれているということは、乱暴な言い方をすれば、ガンも未然に防ぐ可能性があるということになります。

唾液にはEGF（Epidermal Growth Factor）、NGF（Nerve Growth Factor）という物質が含まれています。

EGFは上皮成長因子と呼ばれ、皮膚や髪の毛、口や胃の粘膜、血管などの傷を修復する成分のことです。

一方のNGFは神経成長因子と呼ばれ、神経細胞の修復を促す作用、脳神経の機能を回復し脳の老化を防止する作用などを持っています。これらEGFやNGFが唾液中に非常に多く含まれており、唾液を通じて全身を巡ります。

唾液が出れば出るほどこれら全身へ若返りの成長因子が運ばれるのですから、脳や肉体の若さは保たれる、という主張は決して的外れなものではないのです。

ガムの意外な効用

一度の食事であなたは何回くらい「噛んで」いますか。食事の内容から想定して弥生時代には「噛む」回数は、四〇〇〇回あったと想像されます。それがいまから六〇年以上前の第二次世界大戦前で一四〇〇回あったのが、現在では六〇〇回へと激減していると言われています。

「噛む」ことの、健康への効果が見直されてきています。この本でも、とにかくよく噛みましょう、と噛むことの重要性をしつこいぐらいに言い続けるのですが、具体的にはどうすればいいのか。実際よく噛む、というのはいいことずくめですが、これについて考えていきます。

まずは食事のとき気をつけることは何か。先ほども申し上げた通り、歯の調子が悪いからという理由で、軟らかいものばかり食べていてはいけません。噛みごたえのある食べ物をゆっくり、じっくりと噛みながら、というのが理想です。ひと口分の食べ物を口に入れたら三〇回嚙んでから飲み込む、という「一口三〇回」を目標にしてください。

ゆっくりと嚙みながら食べると、唾液も多く分泌され、唾液に含まれる活性酸素を除去するラクトペルオキシターゼが食べ物とよくからみ毒性も薄められます。

またよく嚙むことで、食事の間に栄養分の消化吸収が開始され、血糖値が上昇し始めますから、大脳から「もう食べたくない」という指令が出るので、少ない量で満腹感が得られるという肥満防止の効果もあります。

よいことずくめの「嚙む」ということですが、私が提案したいのは、ガムを嚙むことです。野球選手やサッカー選手などスポーツ選手はよくガムを嚙みながらプレーをしています。あれは多くの効用があるからこそ彼らは実践しているのです。

ガムの効用でよく知られているのは、クルマの運転中などの眠気覚ましです。運転する人は眠くならないようにガムを嚙みますが、スポーツ選手にとっては嚙むことが脳を刺激し、集中力を高める効用があるのです。

また、ガムを嚙むという行為にはリラックス効果があります。緊張と緩和のメリハリがつくため、選手の動きにもキレが出るとされています。

ガムそのものが上下の歯のクッションとなるので、歯を食いしばっても歯を傷つけずにすみます。ガムではなくマウスピースを装着しているスポーツ選手もいます。

ガムの効用が高いのはスポーツ選手だけではありません。私たち一般人もその恩恵に十分あずかりたいと思います。

ご年輩の方の中には、ガムを噛むことを、行儀が悪いなど、ちょっとした抵抗を感じる方もいるようですが、これだけメリットのあるものを簡単に見捨ててしまうのは、少しもったいない気がします。

食べ物をよく噛んで食べろ、というのは実際にやってみると、習慣化させるのにけっこうな時間と労力がかかります。その点ガムは、口に入れた途端、噛まざるをえないわけですから、なかなか手軽な方法だと思います。入れ歯の人がガムを噛むと義歯にガムがくっついて離れない、という苦情がありますが、最近は義歯につかないガムもあります。

どんなガムがよいのでしょう。ガムを選ぶなら、シュガーレスのものにしてください。過剰な糖分の摂取は肥満につながり、健康生活の最大の敵です。

砂糖ではなく最近はキシリトール配合のものがどこでも入手可能なので、これをおすすめします。キシリトールは、天然素材の甘味料です。

キシリトールは多くの野菜や果物に含まれていて、たとえばホウレンソウ一〇〇グラムには約一〇〇ミリグラムのキシリトールが含まれています。

どちらも甘味料ですが、砂糖とキシリトールはどう違うのでしょうか。キシリトールは砂糖と同様に甘い物質です。糖度は同じぐらいですが、カロリーは四分の一です。血糖値に影響を与えないため、糖尿病の患者さんには昔から使われていた食材だということです。いくら摂取しても大丈夫とされていますが、お腹がゆるくなることはあるそうです。

砂糖は、虫歯の原因のひとつです。砂糖は口の中で虫歯菌に分解され、酸を生成し、この酸が歯を溶かして、虫歯を作るのです。この点、キシリトールは虫歯菌と反応しないので、酸を作りません。それどころか、虫歯菌そのものの発育を抑えたり、歯のエナメル質の再石灰化にも効果があるとされています。これらがキシリトールは歯にいいと言われる理由です。

よく噛んで歯周病を予防する

歯肉炎・歯周炎といった、歯の周囲組織の疾患を総称して歯周病と言いますが、歯科の二大疾患は虫歯とこの歯周病です。歯の抜ける二大原因と言ってもいいでしょう。

特に歯周病は、年を取るほど、病気にかかるリスクが高まります。

歯周病はさまざまな病気の原因ともなります。単に口の中の問題だけでなく、生命の危機にもつながる怖い病気なのです。いかに歯周病を予防し、改善するかが口の健康を考える上で重要です。

歯周病は肺炎とも関係があります。高齢者に多く見られる誤嚥性肺炎は、口の中が清潔に保たれないために、本来口の中や胃酸で殺されるべき細菌が、間違って肺に入ることで起こります。これと同様に、歯周病菌等の口の中の雑菌が肺に入ると、肺炎が引き起こされるリスクが非常に高まるのです。

歯周病が口の中に起きるだけならまだいいのですが、慢性化すると、歯周病によって増殖した細菌が血中に侵入したり、飲み込んで肺などの臓器に達したりすれば、そこで病気を起こす可能性が高まります。歯周病患者は心臓発作、早産の率が高まるという報告もあります。

つまり、歯だけでなく全身の健康にも影響を及ぼすのが歯周病なのです。歯周病は生活習慣病です。毎日のよくない習慣の積み重ねで引き起こされる病気です。歯周病の原因は、食習慣、歯磨き習慣、喫煙などと深く関連しているので、歯科に通えばすぐに治るというものではありません。個人個人の生活習慣の見直しがたいへん重要です。

そんな中、歯周病治療の福音ともなりうるものが登場しています。コエンザイムQ10等の強い抗酸化物質です。

特にCoQ10（コーキューテン）は、若返りのサプリメントとして、さまざまなメディアで取り上げられているので、実際に常用している方も多いかもしれません。

CoQ10は体内で作られる補酵素で、加齢にしたがいその産生量が減っていきます。強力な抗酸化作用を持ちますが、食品から摂取することが難しいのが特徴です。もともと心臓病の治療薬として使用されていたもので、つい数年前からサプリメントでの使用が日本でも認められました。

このCoQ10、実は歯周病にも効果があることが認められています。アメリカのドラッグストアでは、CoQ10入りの歯磨き粉が売られており、たいへんポピュラーな存在となっています。口腔粘膜の修復にも有効とされ、チュアブル形式（なめるタイプ）のサプリメントは、歯周病にも有効度が高いと思われます。

CoQ10入りのガムも発売され、「唾液を出す」「噛む力が強くなる」「歯周病の予防・改善」という三つのメリットを持つ商品となるのではと私自身も大きな関心を寄せています。

入れ歯の人が注意すべきこと

この章の最後に、義歯（入れ歯）についても触れておきます。

親知らずを除いて全部で二八本ある人の歯は、年を取るにしたがってだんだん抜けていきます。八〇歳代ともなれば、平均して四本しか歯は残っていません。こうなれば当然、義歯（入れ歯）のお世話になるしかありません。ところが、義歯にすると噛む力が五割から九割減り、ものを小さく噛み砕く能力も自分の歯より三分の一から六分の一まで減るとされています。

なぜ、ここまで噛む能力が落ちてしまうのかといえば、義歯の場合、咀嚼の際の力をすべて歯ぐきで受けなければならないからです。自分の歯の場合、奥歯では自分の体重ぐらいの力がかかりますが、義歯でそんなことをすれば、歯ぐきが痛くて咀嚼してものを食べるどころではなくなります。

とりわけ総義歯の場合は、支える歯がないのですから、義歯はすべてが歯ぐきに乗っかっているだけなので、大きなものや硬いものを食べると、外れてしまったり、痛みを生じたりします。

時間が経って歯ぐきがだんだんとやせてくると、どんなに自分にぴったり合っている義歯でも合わなくなります。義歯は人工物ですから、常に微調整が必要です。そのためには、まめに歯科医にかかることが大切です。

第3章

唾液は若さを保つ秘薬

唾液は単なる水分ではない

唾液の多彩な働きについて、第2章で簡単に述べました。本章では、唾液の役割について詳しく述べていきましょう。

唾液の役割を大きく分類すると、以下のようになります。

「消化作用」「抗菌作用」「粘膜保護作用」「粘膜修復作用（若返り作用）」「歯の保護・再石灰化作用」の五つの作用です。以下、順番に見ていきましょう。

「消化作用」は、唾液の役割の中で最もよく知られたものではないでしょうか。ごはんやパンなどのデンプン質を糖に変えるというものです。唾液中に含まれる消化酵素であるアミラーゼがデンプンを分解し麦芽糖に変え、リゾチームがタンパク質を分解します。そうして、吸収しやすい形にするのです。

体内での化学変化を助ける物質が酵素です。その中でも消化酵素は唾液や胃液などの消化液の中に含まれ、養分を化学的に分解する物質です。わずかな量で多量の物質を分解し、消化酵素自身は分解の前後で変化しないのが特徴です。

よく噛んで、食べ物が細かい状態になっていればいるほど、これらの消化酵素が食べ物によく混ざり合います。口腔内での消化の働きがより高まることになり、胃や腸での消化

図5　唾液の役割

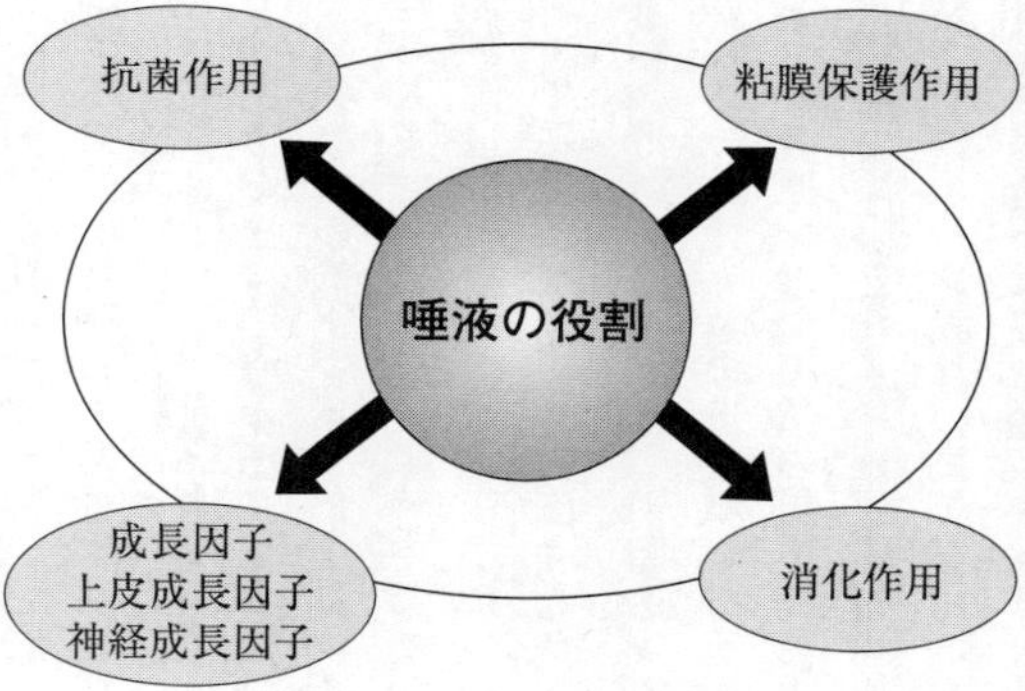

がしやすくなるわけです。消化酵素が混ざり合うだけでなく、水分の多い唾液とも混ざり合いますから、食べ物が液化し、より胃腸での消化が促進されます。

「抗菌作用」を担う物質は、ラクトフェリン、リゾチーム、ラクトペルオキシターゼ、免疫グロブリンなどです。これらの物質は細菌やウイルスを殺す働きを持っています。とりわけリゾチームは、タンパク質を分解する役割だけでなく、外部からの病原菌の侵入を抑え、口の中の雑菌の繁殖を防ぐ働きもあります。

口腔内の常在菌のひとつにカンジダ菌というものがあります。カンジダ菌は目や膣《ちつ》内など他の粘膜にも存在するものです。カンジダ菌が増えると、カンジダ症を引き起こします。舌が痛くなる「舌痛症」や唇の横が切れる

「口角炎」などが典型的な症状です。

カンジダ菌は常在菌ですから、どんな人も保有しています。普通はある程度以上に増えないように人体と共存しています。しかし、体内の免疫力が落ちたり、唾液の量が少なくなると、途端に増え、粘膜に炎症を起こします。ひどい場合は舌がひび割れたり、うろこ状になったりします。食べることが苦痛となり、QOL（生活の質）が著しく低下します。

著しい免疫力の低下を示すHIVウイルスの感染者（エイズ患者）には、よくカンジダ症が見られます。これは、唾液中にあって、細菌やウイルスの繁殖を防いでいる免疫グロブリンが著しく減るためです。

カンジダ菌は口腔内、とりわけ舌の上に多く存在しています。舌に白い苔状のもの（舌苔）が付着していますが、これはカンジダ菌の繁殖が原因の場合があります。カンジダ菌の繁殖によりもたらされる症状のひとつには口臭症もあります。

ラクトフェリンは「天然の抗生物質」と呼ばれ、現在注目されている物質です。C型肝炎や胃潰瘍の原因となるピロリ菌退治に効果があることが喧伝され、一躍脚光を浴びました。ラクトフェリン入りのヨーグルトも、ポピュラーな存在となっています。

ラクトフェリンは主に唾液や涙、母乳に多く含まれており、さまざまな感染症予防に効果があります。感染症にはインフルエンザなどの伝染性のものと、肺炎や破傷風など非伝染性のものがありますが、いずれにしても何らかの病原体が侵入することによってもたらされる病気です。もちろんいわゆる風邪も含まれます。

このように唾液は体にとって重要な役割を果たしているのですが、高齢になるとその分泌が減る傾向があります。高齢者の方が病気にかかりやすいひとつの原因に唾液量の不足が考えられるのです。

高齢者のように唾液が少なく、抗菌効果が期待薄の人は、細菌やウイルスから身を守るために、外から帰ったらうがいをしたり、風邪やインフルエンザが流行する季節にマスクをするのも、病原体を口から体内に侵入させないようにするために大切なのです。

内臓は唾液によって守られている

ムチンという物質が唾液中に含まれています。これが「粘膜保護作用」を担っています。ムチンは粘り気のある油状の物質で、食べ物を包み込むオブラートのような働きを持っています。刺激性の強いものや熱い食べ物も、ムチンがくるんでくれるので、のどや食道、胃が傷つけられるのを防いでいます。またウイルスの侵入からも守ってくれています。

気管、胃腸などの消化管、生殖腺、目など、粘膜の表面は必ずと言っていいほど、ムチンで覆われています。

涙にもムチンが含まれており、非常に大切な役割を担っています。涙はムチン層、水層、油層の三層構造をしており、一番内側にあるのがムチン層です。このムチンがうまく分泌されなくなると、重度のドライアイを罹患《りかん》し、目の乾く感じと目の痛み、目の疲れなどが強く起こります。

胃はムチンで覆われているため、酸度が非常に強い胃酸にさらされていても、胃自身が溶けないのです。さらに、ムチンは粘膜を潤し、粘膜の損傷を防ぐので胃潰瘍や胃炎の予防・改善、鼻の粘膜を丈夫にして風邪やインフルエンザなどの感染症にかかりにくくすると言われています。

納豆、オクラ、山芋、モロヘイヤ、なめこなどのネバネバした食べ物全般にムチンは多く含まれています。「ネバネバした食べ物は体にいい」とよく言われるひとつにムチンという物質の存在があるのです。

脳を若々しく保つ役割も

転んですり傷などをつくると、「なめろ」と私たちは子どもの頃言われてきました。動物も敵に襲われてケガをすると、仲間同士でなめ合ったりします。何となく本能的に行っているこうした行為には、実は医学的な根拠があります。

第2章で述べたように、唾液には上皮成長因子EGF（Epidermal Growth Factor）と呼ばれる物質が含まれています。EGFは皮膚や髪・爪、口や胃の粘膜、血管など、上皮組織の細胞分裂を促します。つまり、皮膚などが傷ついたとき、唾液や血液などを通じて供給され、傷跡を修復するように作用するのです。

一九八六年にノーベル医学・生理学賞を受賞したスタンリー・コーエンという人物がいます。彼が同賞を受賞した理由は「上皮成長因子および神経成長因子の発見」です。これらの物質をどこで見つけたかと言えば、唾液腺でした。

彼が発見したもうひとつの物質、神経成長因子NGF（Nerve Growth Factor）についてお話ししましょう。

この物質は、神経細胞の修復作用を促す作用、神経細胞の生存を維持する作用、脳の損傷を修復する作用、脳神経の機能を回復し脳の老化を防ぐ作用などという働きをします。まさに、「老化を抑えて若返りを実現する」役割を持っているわけです。

NGFは唾液中に多く含まれており、唾液を介して全身にまわるとされています。第2章で述べたように、よく噛めなくなると老化のスピードが速まります。ひとつの原因に、このNGFの存在があることは間違いありません。噛むことがうまくできなくなり、唾液の分泌量が減ると、NGFも大幅に減るわけですから、脳細胞が修復されなくなり老化が一気に進む、という理屈です。

NGFは現在大きな注目を集めています。高齢社会を迎え、認知症（痴呆症）などの予防・治療に効果があるのではないか、と盛んに研究が進められています。

十分な唾液が老化を防ぐ

私たちの口の中では、一日に一・五～二リットルもの唾液が分泌されます。大きなペットボトル一本分の量です。日常生活ではまったく意識していませんが、これだけの量が分泌されているのです。この唾液の分泌に異常が出るとどうなるのか。脳の機能と唾液の関係についてつぎにお話ししましょう。

年を取るにしたがって、物覚えが悪くなります。これは脳神経が破壊されたことが原因と考えられます。若くても年を取っていても、成人の脳の神経線維は壊れるのですが、若い人と高齢者とでは違いがあります。若い人ほど、神経線維が壊れないよう維持する力や壊れた神経線維を修復する力を持っているのです。唾液の分泌量が多ければ、NGFもたくさん産生されることになり、NGFが多く体内に供給されれば、脳細胞が破壊されにくくなり、また破壊された細胞が修復されやすくなると考えられます。

唾液がしっかり分泌されることは、認知症（痴呆症）の予防にも効果がある、という理屈も十分に通りそうです。繰り返すように、嚙めない高齢者の痴呆の割合は高いのです。嚙めないということは、唾液が出ないということなのです。

第1章でも述べたように、脳細胞はいくつになっても条件によって増えることが明らかになっています。よく嚙んでたくさん唾液を出すことが、脳の若返りにつながる方法と言えるでしょう。

脳の若返りについて述べたので、今度は肉体の若返りについてもお話しします。

アンチエイジング医学の世界では、活性酸素を代表とする「フリーラジカル」こそが老化の主たる原因とされています。フリーラジカルとは、自由に動き回る電子を持った分子構造のことです。フリーラジカルは非常に不安定で、他の分子とすばやく反応し、破壊的な作用をもたらします。フリーラジカルは、老化のみならずガンの原因ともなることが知られています。フリーラジカルにいかに対抗するか、これこそがアンチエイジング医学の根幹となっている考え方です。

人間の体は非常に複雑ですから、「○×をしたからガンになる」「○×をしなかったからガンになった」というものではありません。さまざまな要因が重なりあって、ガンや生活習慣病などの病気は発症するものです。しかし、複数の要因のうち、ひとつでも消去することは、それだけガンやその他の病気になる確率を減らしてくれることは間違いありません。

唾液には活性酸素（フリーラジカル）を分解・除去する働きがあると考えられています。そうなればガンになる確率も減り、老化のスピードも遅くなるというものです。

さらに、唾液にはインシュリン様成長因子ＩＧＦ（Insulin-like Growth Factor）という物質も大量に含まれており、このＩＧＦがインシュリンに似た働きをすることが明らかとなりました。

つまりＩＧＦが多く放出されればされるほど、血糖値が下がる可能性が考えられます。糖尿病の予防や改善に役立つことが予測され、研究が進められています。また、このＩＧＦは加齢にしたがい減少するヒト成長ホルモン（ＨＧＨ）によって調節されることも明らかになってきました。

ストレスからも解放される

涙を流して泣いた後、私たちはすっきりした気分になります。悲しいことは涙と一緒に流してしまえなんて表現もあります。

なぜ、こんな気分になるかと言えば、涙の中に含まれるコルチゾールなどのストレス物質が放出されるからと考えられています。コルチゾールは、何らかのストレッサーがあると、心拍数を高めたり、血圧を上昇させたりします。これは人間が生きていく上で大切な働きです。しかし、あまりこの状態が続き過ぎると体に負担をかけます。

ですから、ストレス状態が続いたときは、コルチゾールを放出してやらなければなりません。泣くという行為は、その意味で癒し効果があるのです。

このコルチゾールは涙だけでなく唾液にも含まれています。むしゃくしゃしたときに、やけ食いをします。すると何だか気分がすっきりします。これもコルチゾールが放出されるからだと考えられるのです。

唾液の役割は、抗菌作用や修復作用だけではないのです。唾液の分泌を盛んにすることで、ストレスからも解放される可能性があるのです。

虫歯・歯周病の本当の原因は何か

全身の健康を保つ唾液ですが、やはり口の中での役割も非常に重要です。「歯の保護・再石灰化作用」について触れておきます。

唾液には、抗菌作用があります。唾液が正常に分泌されないと、さまざまな感染症にかかりやすくなります。口の中の感染症と言えば、虫歯や歯周病です。

虫歯菌の繁殖が虫歯の主な原因です。虫歯菌が糖分を分解して酸を作り、この酸が歯の表面を溶かしていきます。よく耳にするプラーク（歯垢）、これは歯の表面に付着した虫歯菌の集まりと食べかすからできています。

歯周病も原因菌があり、やはりそれらの繁殖により引き起こされます。これらの菌が固まってできたプラークが、歯肉に炎症を起こし、さらには歯の土台となる歯槽骨をボロボロにしてしまいます。

これらの菌も先ほど述べたカンジダ菌同様、常在菌です。この繁殖をいかに抑えるかが、虫歯や歯周病になるかならないかの分かれ目です。寝たきりの高齢者が虫歯や歯周病になりやすいのは、嚙む力が著しく弱くなり唾液量が激減するためです。

十分な唾液があれば、虫歯や歯周病になりにくくなります。これが「歯の保護作用」です。

唾液の中には、カルシウムやリン酸、フッ素なども含まれています。これらの物質は、歯の表面のエナメル質を修復（再石灰化）してくれます。しかしながら、十分な唾液がなければその効果は期待できません。

高齢者の死因と唾液の関係

「肺炎」は高齢者の死因の上位に登場します。七〇歳を過ぎた頃になると、肺炎で亡くなる方が急増します。八〇歳、九〇歳を超えて長生きされる方は、ガンや脳血管障害などの病気をすでに「通過儀礼」として経験し、体質的に新たに罹患する可能性は少ない、と考えられます。その代わりと言ってはなんですが、肺炎が死亡リスクの上位に登場するわけです。

高齢者が患う肺炎の中に、「誤嚥性肺炎」があります。これは文字通り、誤って嚥下する（飲み下す）ことによって、引き起こされる肺炎です。

気管と食道は弁によって分けられています。この弁の存在によって、空気は肺に入り、食べ物や飲み物、唾液は食道へと送り出されます。もし間違って食べ物や飲み物が気管へ行っても、激しく咳が出たり、痰となって吐き出すことで排出することができます。ところが、介護を必要とするような高齢者の方は、これがうまくできません。食べ物や飲み物をしっかりととらえて、飲み下す力が弱くなる「摂食嚥下障害」と言われる状態となってしまうのです。

肺炎をもたらす菌は口から入ってきます。仮に摂食嚥下障害であっても、口の中が清潔に保たれ、十分な唾液でもって菌を殺すことができれば、肺炎の一歩手前で踏みとどまることができます。しかし、口の中が乾いていて、十分な唾液が出ていないと、誤嚥性肺炎のリスクは一気に高まります。

図6-1　性・年齢階級別にみた主な死因の構成割合（平成11年）

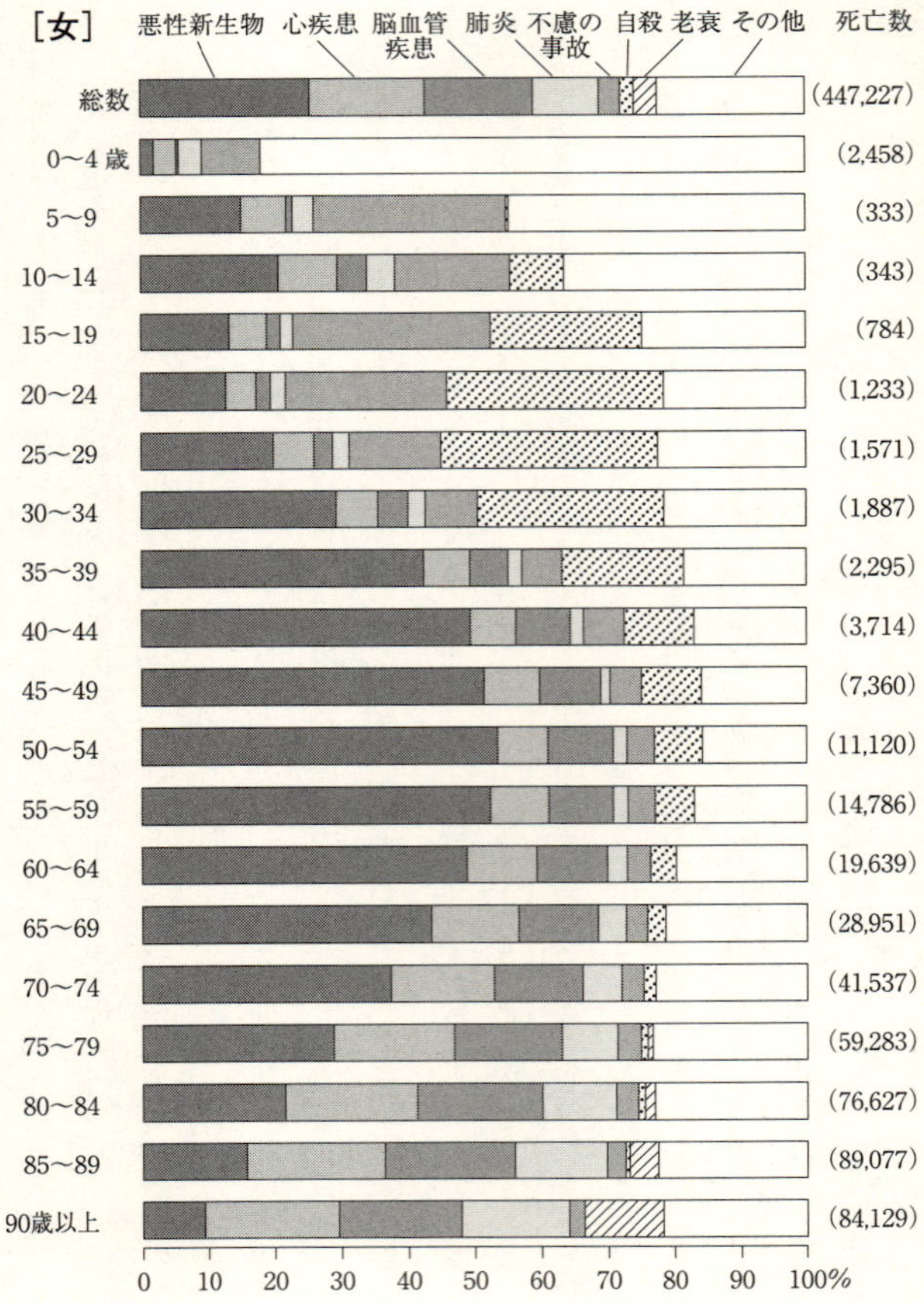

図6-2 性・年齢階級別にみた主な死因の構成割合(平成11年)

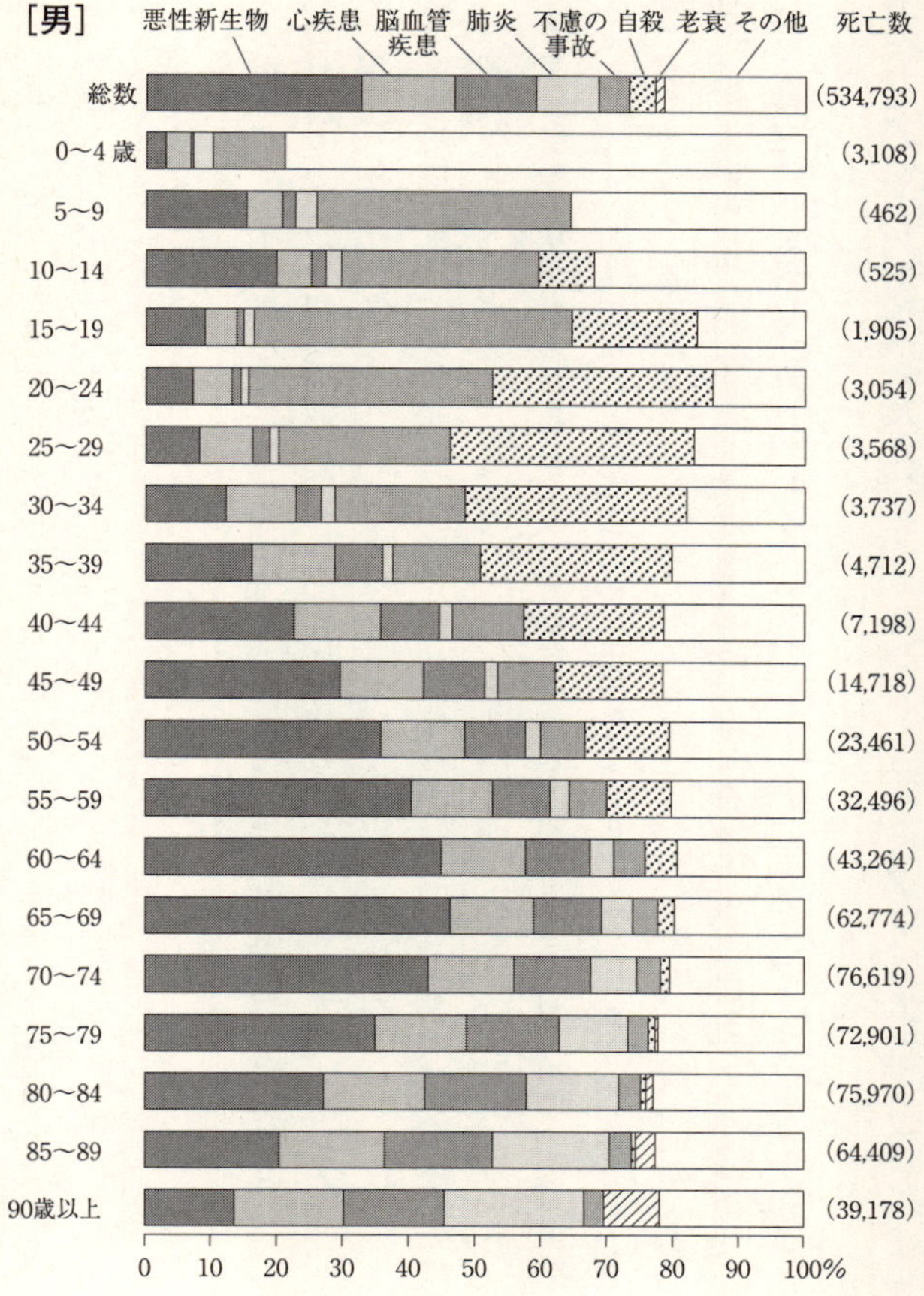

介護の現場で、誤嚥性肺炎が大きな問題となっています。これも十分な唾液があれば、かなりの確率で防げることがわかっています。

急増するドライマウス

私たちの体にとって、唾液がいかに重要なのかは、ここまでで見てきた通りです。ところが、これほどまでに大切な唾液が何らかの原因で出なくなる、もしくはガクンと分泌量が減少する病気があります。それがドライマウス（Dry Mouth）です。

ドライマウスは日本語では口腔乾燥症と呼ばれ「何らかの原因により唾液の分泌力が低下し、口腔内が乾く」と定義されます。

ドライアイという病気があります。涙の分泌に何らかの異常をきたし、目の表面が乾いてしまう病気です。日本には潜在患者を含め、ドライアイ患者が八〇〇万人いると言われていますが、その多くの方がドライマウス症状を持つと言われています。さらに欧米の疫学調査では、人口の約二五パーセントがドライマウスに罹患しているとの報告もあります。この調査を参考に単純計算すれば、日本には約三〇〇〇万人ものドライマウス患者がいることになります。

日本にドライマウス患者がどれだけいるかについては、きっちりとした調査を行っていないため、推測の域を出ませんが、いずれにしても急増していることは間違いありません。急増の理由のひとつに、「ドライマウスという病気の存在が世の中に知られるようになった」というものがあると思います。

おそらく以前から「口が乾く」と悩む方は相当数いらっしゃったと思いますが、「果たしてこれは病気なのだろうか」「いったいどの病院、どの科に行けばいいのか」といった問題にぶつかり、いわば泣き寝入りしていた方がほとんどだったに違いありません。また、仮に診察に訪れたとしても、対応できる病院・医師が非常に少なく「仕方がないですね。水を頻繁に飲むようにしてください」という応対しか返ってこなかったという例も多く聞いています。

現在、私はドライマウス研究会の代表を務めています。同研究会が立ち上げられたのは二〇〇二年五月です。ドライマウスの患者さんの受け皿を広げるべく、現在も引き続き努力しているところです。

シェーグレン症候群（82ページ）のような全身疾患からくるドライマウスの場合、歯科だけでなく内科や眼科などとの連携が必要です。しかし、ドライマウス診療の主役を担うのは、やはり「口の専門家」たる歯科医でしょう。

ドライマウス研究会が主催する講習会には、毎回定員以上の申し込みがあり、歯科医の注目度は非常に高いことがうかがえます。「口が乾く」と訴える患者さんが急増し、これまで相当数の方が歯科医院を訪れたのでしょう。しかし、これまで歯科医はどのようにこれに対応すべきかわからず困っていたということです。

患者数が激増している、このドライマウスという病気、原因はいったい何にあるのでしょうか。そして治療法にはどんなものがあるのでしょうか。

なぜドライマウスになるのか

ドライマウスの原因には、以下のようなものが挙げられます。

・糖尿病
・腎不全
・放射線障害
・脳血管障害
・筋力の低下
・薬の副作用
・ストレス
・シェーグレン症候群

図7　ドライマウスの原因

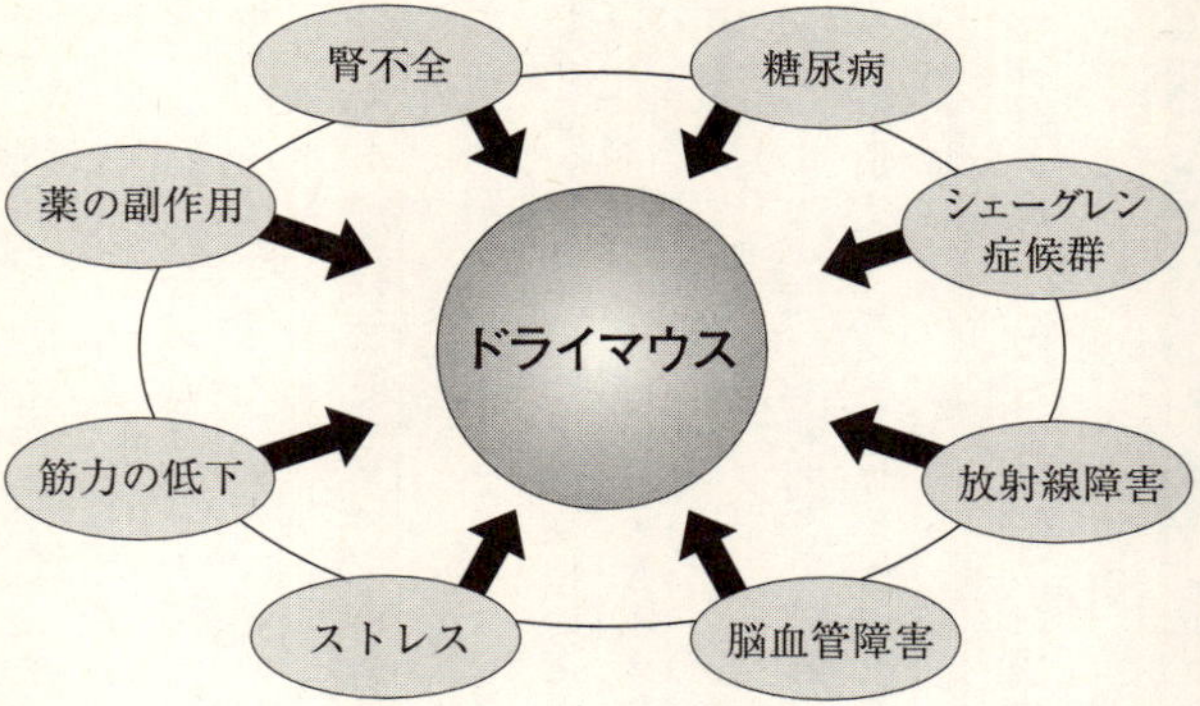

単独の原因でドライマウスを引き起こす場合もありますが、それぞれが複合してドライマウスの症状をもたらすケースもよく見られます。

糖尿病の患者さんが口やのどが乾きやすいことは、よく知られています。これは体内の浸透圧の問題で、糖を含んだ尿は体外に多量に排泄しやすくなるため、脱水症状を引き起こしやすくなるからです。

腎臓の働きが低下して不要な老廃物や水分などの排泄が十分できなくなった状態を腎不全と言います。やはり腎不全の患者さんにもドライマウスの症状が見られます。

口腔内や顔のガン治療や移植医療の一環で、放射線治療が行われた場合、その患者さんがドライマウスになることがあります。放射線によって、唾液腺が破壊されたことがその原因です。
脳出血、くも膜下出血、脳梗塞などを総称して脳血管障害と言い、こうした病気を患った患者さんは、体が麻痺状態になることがあります。口腔が麻痺される方も多く、うまく食べ物を飲み込めなくなったり、嚙めなくなるため、唾液量が著しく減少します。

ストレス社会がドライマウスを引き起こす

いま述べた糖尿病によるドライマウスや放射線によるドライマウスは、原因が明らかです。しかし、ドライマウス外来にいらっしゃる患者さんの中には、原因が「これだ！」とはっきりと特定できないケースも多々あります。そのひとつにストレス性のドライマウスがあります。

唾液腺というのは、自律神経に支配されています。自律神経には交感神経と副交感神経があり、緊張すると交感神経が優位となります。逆に、リラックスすると副交感神経が優位になります。

交感神経が優位となると、唾液は出にくくなります。たくさんの人の前でプレゼンテーションをしたり、話をしたりすると、途端に口の中が乾く、というのは誰でも経験していることでしょう。

一方、温泉などに行って心身ともにリラックス状態にあるときやマッサージを受けているときなどは、あまりの心地よさによだれが垂れてしまうこともあります。

唾液を含めた外分泌腺というのは、どれも自律神経に強く支配されており、たとえば、涙も感動したときに流れますし、膣も興奮すると潤うようになっています。

こうした自律神経支配は、人類の長い歴史の中で備えられたシステムです。人間を襲うトラなどの外敵に対して、交感神経が優位になれば、まばたきをせず瞳孔が開き敵を見極めやすくなります。また、心拍数が上がり筋肉の反応も上がるので戦ったり、逃げたりするときに非常に便利なわけです。

リラックスすると唾液が多く分泌されるのも、ものを食べるときに都合がいいからです。緊張状態で食事をしても唾液が出ず、消化が悪くなります。前にもお話ししたように唾液にはムチンという成分が入っており、これが食べ物を包み込んで消化を助けます。唾液がたくさん出れば消化管などを傷つけず、体を健康に保ってくれます。

ドライマウスは、さまざまな原因が複合して起きることが多いのですが、ストレスだけが原因でドライマウスを引き起こすこともあります。たとえば高齢者の方が、ご主人や奥さんが亡くなったことによって、強いストレスを受け、それがきっかけでドライマウスの症状を示すことがあります。

仮に口の乾きが一過性のものであっても、慢性的にストレス状態が続けば、ドライマウスも慢性的に続くことは十分に考えられます。現代社会はストレス過多の時代です。その意味でも、ドライマウスの患者さんはますます増えることが予想されているのです。

薬害としてのドライマウス

ドライマウス患者の絶対数が増えている要因には、ストレスや食生活の変化という現代特有な理由があります。現代特有というキーワードでドライマウスを語るときに押さえておきたいのは「薬の副作用」です。

副作用としてドライマウスをもたらす薬剤は、実に多種にわたります。降圧剤、利尿剤、抗ヒスタミン剤、抗うつ剤、向精神薬、鎮痛剤など、こういった薬はどれもたいへんなじみのあるものばかりです。読者のみなさんで日常、服用されている方もいるでしょう。

こうした薬剤がなぜ、ドライマウスを引き起こすか、その一例を紹介しましょう。

向精神薬や抗うつ剤といった薬がそれです。神経系に作用するために、服用すると唾液の分泌を抑えてしまうのです。これらの薬は、感情を司る脳の視床下部を鈍化、麻痺させることによって感情の高ぶりを抑えるわけですが、視床下部というところは唾液の分泌も

図8　ドライマウスを引き起こす薬剤

抗うつ剤	クロミプラミン、イミプラミン、フルボキサミン 等
抗不安剤	ジアゼパム、アルプラゾラム、ヒドロキシジン 等
向精神薬	ハロペリドール、リチウム 等
抗パーキンソン薬	ビペリデン、トリヘキシフェニジル、レボドパ 等
抗高血圧薬	カプトプリル、クロニジン、カルベジロール 等
抗ヒスタミン薬	ジフェンヒドラミン、アステミゾール、クロルフェニラミン 等
利尿薬	クロロチアジド、クロルタリドン 等
抗コリン作用薬	アトロピン、スコポラミン 等
抗痙攣薬	カルバマゼピン 等
鎮痛薬	イブプロフェン、フェノプロフェン、ナプロキセン 等
気管支拡張薬	アルブテロール、イソプロテレノール、イプラトロピウム 等

司っていますから唾液の分泌も抑えられてしまうのです。

降圧剤や利尿剤はどうでしょう。これらは、体内の水分を減少させます。そうなれば必然的に唾液の分泌も抑えられてしまう結果となりドライマウスを引き起こすのです。

また、薬の服用がホルモンに与える影響もドライマウスの原因と考えられます。体の中には成長ホルモンや性ホルモンなど、さまざまなホルモンが巡っています。唾液腺にもホルモンやホルモン様物質が含まれています。唾液腺を含む外分泌液は、ホルモンによってかなりの部分をコントロールされており、薬によって、そうした物質の代謝を抑えてしまい、ドライマウスを招くこともあるのです。

ドライマウスの患者さんには高齢者の方が

かなり多くいらっしゃいます。なぜ高齢者にドライマウスが多いのか原因を探っていくと、多くの場合、病院でもらう薬の副作用が原因であることが特に多いのです。

日本の医療は専門医制度が発達していません。ですから、お医者さんがひとりしかいないような街の小さなクリニックでも、その看板には「外科　内科　小児科　眼科」などと書かれています。現状では、こうした行為が法律に触れることはありません。しかし、問題がないかと言えばそうではありません。

あなたが風邪か何かにかかってそのような医院に行ったとしましょう。診察が終わりあなたがこう言いました。

「そういえば先生、最近眠りが浅いんです」

「そうですか。じゃあ睡眠薬も出しておきましょう」

こんなケースはざらです。

あなたが夜眠れない原因は、別にあるのかもしれないのに、睡眠薬に頼ってしまう。

睡眠薬は体によくないからと考えたまではいいのですが、やはり睡眠不足に陥り、その状態を続けていると今度は軽い鬱《うつ》状態を生じる方もいらっしゃいます。

かかりつけの医師に「最近、気分が滅入るんです」と訴えれば、こんどは抗鬱剤を出されるでしょう。血圧が高いから降圧剤、おしっこの出が悪いから利尿剤、胃の調子が悪いから胃液の分泌を抑える薬……。

こうして次々とたまる薬を飲んでいったらどうなるでしょう。その副作用でドライマウスになることもあります。

女性ならシェーグレン症候群の可能性も

薬の副作用のほかにもドライマウスは引き起こされます。ここで、「シェーグレン症候群」という疾患からくるドライマウスについて説明しましょう。

シェーグレン症候群は一九三三年にスウェーデンの眼科医ヘンリック・シェーグレンの発表した論文にちなんでその名前がつけられた疾患です。日本では一九七七年の厚生省（現厚労省）研究班の研究によって医師の間に広く認識されるようになりました。これは、目の乾き（ドライアイ）と唾液の分泌低下（ドライマウス）を主症状とする自己免疫疾患です。

いまから一〇年ほど前の調査では、一対一三・七の割合で圧倒的に女性に発症することが報告されています。年齢分布は、四〇歳代から六〇歳代の更年期女性が中心で、二〇歳代にも見られます。性ホルモンのバランスが悪くなる時期に発症する方が多いようです。原因は不明で、根治するのが難しい病気でもあります。

この病気を専門とする科は膠原病《こうげん》内科ですが、内科の中でも認知度が高いとは言えず、同じく口の乾きを症状に持つ糖尿病として診断されてしまうケースもあると言います。

慢性関節リウマチ患者の約二〇パーセントがシェーグレン症候群を合併していると言われており、関節リウマチ患者の中にはかなりの数の潜在患者が含まれていることが予想されます。関節リウマチはシェーグレン症候群同様、自己免疫疾患で、日本全国で約七〇万人いると言われています。やはりリウマチの患者も圧倒的多数は女性です。

また、シェーグレン症候群の患者さんの中には、SLE（全身性エリテマトーデス）を合併するケースもまれにあります。SLEは発熱、全身の倦怠感、体重減少などさまざまな症状をもたらす膠原病です。

ドライマウス外来に通院する患者さんの多くが女性であり、シェーグレン症候群が原因のドライマウスの方も含まれています。

したがって、更年期を迎えた女性で、口の乾きを感じた場合は、シェーグレン症候群である可能性があります。

QOLの低下をもたらすシェーグレン症候群

シェーグレン症候群によるドライマウスは、唾液腺を自分のリンパ球が誤まって攻撃してしまうために起こります。リンパ球とは白血球の一種で免疫力の中枢を担うものです。リンパ球の攻撃対象は、唾液腺だけでなく、その他の外分泌腺、すなわち涙腺や鼻腔、消化器などにも及びます。その結果、鼻の乾燥、胃液の分泌低下による胃炎などをもたらすことがあります。

分泌機能の低下以外の症状としては他に、全身倦怠感、発熱、皮膚の紫斑、指のしびれなどの末梢神経障害があります。非常に少ない確率ですが、次のような重篤な内臓疾患もあります。

【肺の疾患】

シェーグレン症候群がもたらす重篤な症状のひとつに「肺線維症」があります。

肺は、小さな風船が何万個も集まったような形に例えられる臓器ですが、その風船が固くなってしまうのがこの症状です。

弾力性が失われたために、息を深く吸っても風船が膨張せず、酸素が体内に入りにくくなってしまいます。呼吸困難を起こすことがあります。

【腎臓の疾患】

腎臓にある尿細管というところは、体に必要な成分と不要な成分を識別して、必要なものは体内に戻し、不要なものは体外に排出する働きがあります。この働きによって、人間の体内の酸・アルカリバランスはうまく調整されています。

シェーグレン症候群を患い、こうした識別機能や分泌機能が低下したことによって、尿細管アシドーシスという病気にかかることがあります。全身の血液が酸性化して、脱力感や倦怠感を招いてしまいます。

さらには、シェーグレン症候群の合併症として、悪性リンパ腫があります。しかし、これは非常に低い確率ですので、それほど不安になる必要はないと思われますが、定期的な検査が必要です。ほとんどの患者さんは口や目の乾きといったQOLの低下を悩みとして抱えています。

口の乾きを感じたらまず歯科へ

ドライマウスの原因についてはこれぐらいにしておいて、治療法について解説していきましょう。

ドライマウスの患者さんの悩みのひとつに、「どこの病院に行ったらいいかわからない。どの科で診てもらったらいいかわからない」というものがあります。

さきほど述べましたが、正解は歯科なのです。

口の乾きを感じて、生活の不便さえも感じるようになったら、まず歯科に行ってください。ドライマウスという病態が歯科医の中で認知されるようになったのは、つい最近のことで、まだまだ十分な知識を持っていない歯科医が大勢を占めています。しかし、ドライマウスを診断・治療できる専門医も増えつつあります。一刻も早くそうした信頼できる歯科医を探して受診し、生活の不便さを解消していただきたいと思います。

私もドライマウス研究会の代表として、ひとりでも多くのドライマウスに対応してくださる歯科医を誕生させるべく、啓発・普及活動を懸命に行っています。全国の歯科医の、ドライマウスに対する注目度は非常に高く、ドライマウス患者のサポート体制が確立されるのも、時間の問題と期待しています。

しかしながら、シェーグレン症候群のように、歯科医だけでは対応できないケースも多くあります。症状が口の乾きだけではないからです。目の乾き、さらには全身の倦怠感や慢性関節リウマチを合併することもありますので、こうなると、歯科医だけの手には負えません。膠原病を専門とする内科医を受診する必要があります。

また、ドライマウスの患者さんはドライアイにも悩むことが多いので、眼科医との連携も重要です。

薬の副作用によるドライマウスなら、その薬を出しているかかりつけの医師の協力も必要となります。さらに過度のストレスがもたらしたドライマウスなら、心療内科や精神科を紹介することとなります。

歯科医だけで対応できるケースはそれでいいのですが、そうでない場合は他の医師を紹介することになります。このように、ドライマウス治療においては、歯科医は窓口の役割をすることになります。

治療の主役は対症療法

ここからは、実際の治療の現場で行われていることを紹介していきます。当然ながら、治療の前には診断が必要ですが、ここでは割愛します。詳細は拙著『ドライマウス』(日本評論社)をご覧いただければ幸いです。

ドライマウス治療の柱は対症療法になります。そのほかに筋機能療法や投薬療法などがあります。順番に見ていきましょう。

対症療法では、人工唾液や保湿ジェルなどを用いることになりますが、これはどんな原因のドライマウスにも効果があります。

人工唾液はスプレータイプのものが主流です。唾液とほぼ同じ組成でサラサラとした液体です。キシリトールなどを配合、味にも工夫が施され、多くのドライマウス患者さんが使用しています。

保湿ジェルは口の中に塗って使用します。ジェルタイプなので、口の中に留まりやすいという長所があります。反面、口の中がネバネバするので話しにくい、効果が長く続かないという欠点もあります。

この保湿ジェルは、義歯を使用している人にも効果的です。義歯の裏側に塗ることで、落ちにくくなるというメリットがあるからです。

人工唾液にしても保湿ジェルにしても、日本の製薬メーカーなどが多数進出し、患者さんの選択肢も格段に広がっています。高い保湿効果を示すヒアルロン酸入りのものなども売られており、患者さんの評判もよいようです。

ところで、虫歯や歯周病、口臭予防を主な目的とした、ドラッグストアで普通に売られているうがい薬にはアルコールが入っていますので、ドライマウスの患者さんが使用すると、痛くて飛び上がるほどの刺激を受けてしまいます。同じ効能でアルコールフリーのものも売られるようになっているので、そちらを使用することをお勧めします。

保湿装置（モイスチャープレート）は、睡眠中、口が乾いて仕方がないという人に、特に効果があります。これは、入れ歯のプレート部分に保水装置がついていて、保湿液などの水分で湿らせたスポンジを入れておくことにより、口腔内に少しずつ水分が供給されます。患者さんの歯形や上あごに合わせて作られます。

血清スプレーというものもあります。これは患者さん自身の血液を使ってドライマウスを改善する方法です。血清中には、唾液中に含まれる成分と似た作用を持つ物質があり、重症のドライアイでは、この血清を点眼することで有効性が示されています。

筋力トレーニングも効果的

高齢者に多く見られるのは、咀嚼する筋力が弱まり唾液の分泌が少なくなるドライマウスです。こうしたケースでは、筋力を鍛えることで唾液の分泌を復活させます。咀嚼筋《そしゃくきん》や口輪筋《こうりんきん》、咬筋《こうきん》など口腔周囲の筋力をもう一度アップさせるためには、筋機能訓練が効果的です。口の周りの筋力トレーニングで筋力がアップすると、唾液の分泌が促され、感染症や嚥下障害のリスクもぐっと減ります。

口の周りの筋力トレーニング法は、主に矯正歯科で行われている療法で、舌の動きやドライマウスの原因になる口呼《こうこ》吸《きゅう》などを矯正するのに非常に効果のあるものです。テレビを見ているときやパソコンに向かって作業をしているとき、または本を読んでいるときなどに、口をポカンと開いてしまっている人がよくいます。こういう人たちはたいてい、飲み込むときに舌を突き出し歯を押し出していたり、歯の間から常に舌が出ている癖を持っているもので、これを医学的には舌癖といいます。噛み合わせの悪さや口呼吸、

図9　食品の噛みごたえ度

噛みごたえ度	穀　類	豆・芋類	魚介類	肉　類
1	おかゆ	卵豆腐	はんぺん	ハンバーグ
2	おじや 食パン	うずら豆	刺身	コンビーフ
3	うどん ラーメン	大豆（水煮）	魚肉ソーセージ さつま揚	肉だんご
4	白米ご飯 スパゲッティ	こんにゃく	つみれ	ハム
5	麦ご飯	長芋	かまぼこ さけ（焼） マグロ（焼）	チャーシュー
6	玄米ご飯	枝豆	イカ（ゆで） カツオ（角煮）	骨つき肉
7	ピザ皮 もち	凍り豆腐	イカ（生） 酢だこ ニシン佃煮	鶏モモ レバー（ソテー）
8	乾パン	油揚げ	イワシ（佃煮）	
9				豚モモ（ゆで） 牛モモ（ソテー）
10			さきいか みりん干し	

噛みごたえ度	野菜類	卵乳類	果実類	菓子類
1	かぼちゃ（ゆで） だいこん（ゆで）	生卵	すいか メロン	プリン
2	トマト にんじん（ゆで）	卵焼き	いちご バナナ	カステラ バタークッキー
3	グリンピース （ゆで）	ゆで卵		ポテトチップス
4	ごぼう（ゆで）	チーズ	りんご	スナック菓子
5	ほうれん草 （ゆで） わかめ もやし（ゆで）		ピーナッツ	
6	レタス（生） きゅうり ピーマン（ソテー）		マッシュルーム	
7	らっきょう 白菜漬け物		アーモンド	かりんとう せんべい
8	生キャベツ			
9	にんじん（生） セロリ（生）			
10	たくあん			

嚥下障害癖が原因だと言われており、MFT（Myofunctional Therapy＝筋機能療法）ではこの舌癖《ぜっへき》を矯正します。

姿勢や呼吸法も大事です。悪い姿勢の状態では、どうしてもあごを突き出してしまい、それが口呼吸の原因となるからです。口呼吸を行っている人は、唾液の分泌量が正常でも、すぐに口の中が乾いてしまうのでドライマウスと同じ問題が発生すると考えてください。

筋肉を鍛えるという意味で、毎日の食事で何を食べるかという選択も重要です。やわらかい嚙みごたえのないものばかり食していては、咀嚼筋などの筋肉が衰退していくのは必至です。嚙みごたえのあるものを、しっかり嚙むことが大切です。

このような訓練方法は、副作用がまったくないこと、薬や保湿剤などを使用したくない患者さんに適していること、嚥下障害が改善することなどのメリットが挙げられます。反対に短所としては、毎日続けないと効果が出ない、効果が出るまでに時間がかかる、などが挙げられます。

このプログラムを毎日継続して行っていただいた高齢者の患者さんの中には、ドライマウスの改善効果を示した例もあります。また、子どもの患者さんにも非常に適した治療法です。食事のメニューと組み合わせながら、あごの発達も期待できるようです。

さて、高齢者の多くが義歯のお世話になっていますが、義歯が不安定だと嚙む動きが制限され、その結果、筋力が低下して唾液分泌が減少するケースもあります。よく噛める新しい義歯を作るのが一番です。また、義歯を安定させるために保湿ジェルを義歯や粘膜に塗るのも効果的です。

薬害ドライマウスの対応法

降圧剤、抗ヒスタミン剤、抗鬱《うつ》剤、向精神薬、利尿剤、鎮痛薬など多種多様な薬の副作用でドライマウスが起こることをさきほどお話ししました。

患者さんのドライマウスの主因が、いま飲んでいる薬の副作用だと明らかになった場合、その薬の服用を中止すればドライマウスは改善するでしょう。しかし、飲んでいる薬をいきなりやめるのは別の危険が伴います。血圧が高いから飲んでいた降圧剤の服用をやめて、血圧が上がり、脳血管障害になったらどうするのか。いままで飲んでいた利尿剤を飲むのを我慢して、尿が出なくなり、腎臓疾患を患ってしまったらどうするのか……安易に服用を中止してしまうのはそれなりのリスクがあるのはおわかりになることでしょう。

それではどうしたらいいのか。考えたいのは同じ効果のある薬への変更です。

薬には患者さん一人一人の感受性があります。あの薬が効くからと知人に勧められて服用したが、まったく効果がなかったという経験は、だれでもあるでしょう。

降圧剤ひとつとっても、種類はたくさんあります。いま服用しているXという薬があなたに合わず、ドライマウスを引き起こしている可能性はあります。Yという薬に替えたら症状が改善した、という例はこれまでもありました。そういう薬の変更をするのです。もちろん、薬を処方するのは医師ですから、医師に十分な相談をすることは不可欠です。

次に考えるのは、薬の減量です。「病院に行くと、もらう薬の量が多過ぎる」と思われる人も多いでしょう。

どんな薬にも一日あたりに飲むべき量というものがあります。たいていは厚生労働省によって規定された処方にしたがっています。つまり、一日あたり何錠までですよ、というものです。しかし、同じ成人でも、プロレスラーのような人と小柄で年老いた人が同じ量のはずがありません。

薬には「さじ加減」という言葉があります。薬が原因でドライマウスになっているのでは、と疑ったら、手始めに医師に薬の減量を提案してみてください。

ドライマウスを診断・治療できる歯科医なら、こうしたことにも対応できるはずです。「薬剤による口腔乾燥症と思われますが、薬剤の変更または減量をご検討いただくことは可能ですか」という提案をその歯科医がかかりつけの医師にしてくれるでしょう。

なお、どうしても薬の変更や減量が望めない場合、またはそれをしたにもかかわらず、症状が改善されなかった場合は、保湿ジェルや人工唾液を用いた対症療法を行うことになります。

投薬療法による治療

シェーグレン症候群によるドライマウスは、唾液腺の破壊、または障害によってもたらされます。

シェーグレン症候群に伴う口腔の乾燥感に対しては、唾液の分泌を促進する薬剤を処方します。これは塩酸セビメリン（商品名「サリグレン」「エボザック」）と呼ばれるもので、最近、シェーグレン症候群の症状を改善する薬剤として登場しました。

唾液の分泌は、唾液腺の中でも特にムスカリン受容体というところが大きな役割をしています。塩酸セビメリンは、このムスカリン受容体を刺激することで、唾液の分泌を促進させます。

この薬は、患者さんの間でも好評で、「とても楽になりました」という声も多数聞こえてきます。

塩酸セビメリンの副作用の代表的なものは、消化器症状です。唾液以外の外分泌腺にも作用してしまうようで、消化管の分泌も盛んになり、お腹がごろごろしたり下痢になってしまうことがあるようです。そのほか吐き気などの副作用がありますが、重篤なものはありませんが、心臓疾患や肺疾患、消化管疾患を持つ患者さんには塩酸セビメリンは不向きです。

内服するのではなく、塩酸セビメリンの使い方として考えられるのは、うがい薬としての使用です。塩酸セビメリンを砕いて溶かした水でうがいをし、口の中の粘膜の下にある小唾液腺を刺激するのです。さまざまな薬を服用せざるをえない方にとっては、飲み込まないこの方法は非常に好評のようです。

漢方薬にも注目したい

ドライマウスに効果のある漢方薬として挙げられるのが、「麦門冬湯《ばくもんどうとう》」「白虎加人参湯《びゃっこかにんじんとう》」「柴苓湯《さいれいとう》」などです。

麦門冬湯は、タンの切れにくい咳や気管支炎、気管支喘息に効果があるとされています。

白虎加人参湯は、疲労がたまったときなどの体のほてり、皮膚のかゆみやほてり、口の乾きを和らげるとされています。

柴苓湯は、吐き気、食欲不振、尿の出が悪い、胃腸炎、下痢、むくみ、口の乾きなどの症状を抑えるとされています。

図10　ドライマウスとフリーラジカルの関係

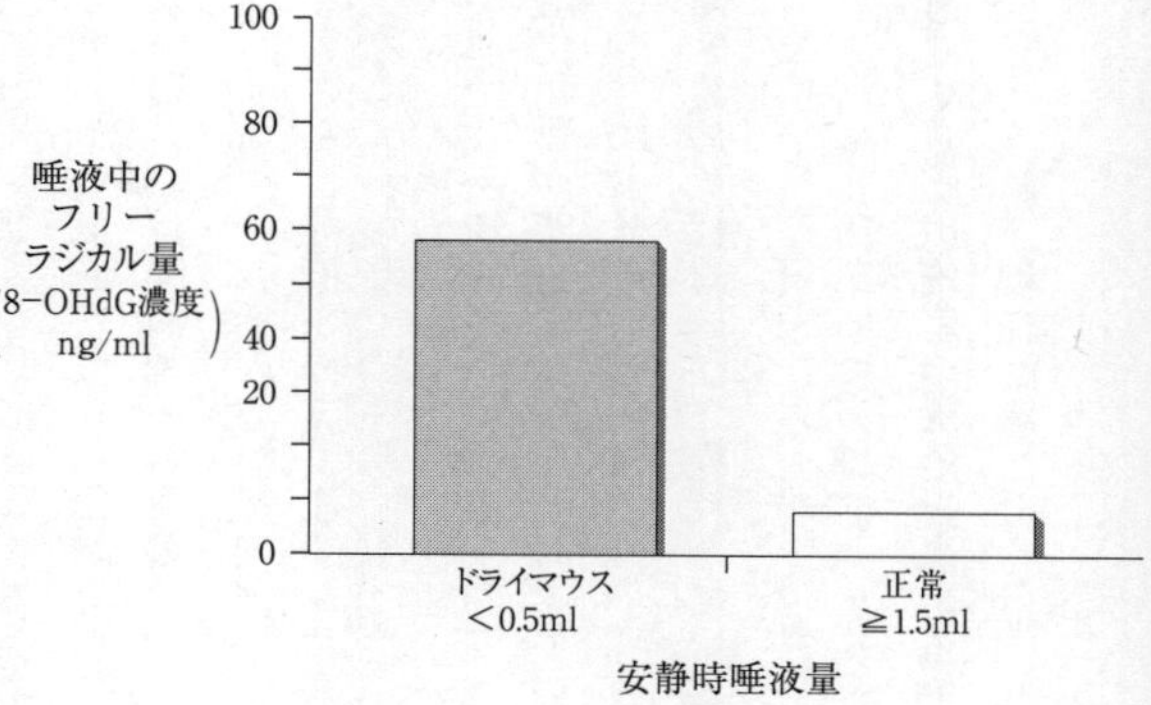

漢方薬は副作用がなく安心というイメージがありますが、薬であることに変わりありません。素人の勝手な判断で服用すると、かえって体調が悪くなることがあり危険です。東洋医学のトレーニングを積んだ歯科医・医師の判断のもとで服用するようにしてください。
また、漢方薬は、西洋医学の薬とは異なり、体のある部分や病気にピンポイントで作用するものではありません。ですから、あくまで選択肢のひとつとして考えたほうがいいでしょう。

唾液とフリーラジカルの深い関係

私の勤務する鶴見大学歯学部にはドライマウス外来があり、当外来にはこれまで開設から二年足らずで一三〇〇人を超える患者さんが来院されています。患者さんたちを診察してよくわかったことは、シェーグレン症候群などの病気で唾液腺が完全に破壊されたケースは患者さん全体の一〇パーセントほどであり、残りの九割は唾液腺そのものは正常なのに、うまく機能していないということでした。

また、非常に興味深いデータもつかむことができました。ドライマウスにより唾液の少ない患者さんは唾液中のフリーラジカル（活性酸素）レベルが高く、唾液量が正常の方はフリーラジカルが低いというものです。

このことからフリーラジカルを除去する機能を持つＣｏＱ10（コーキューテン）のような抗酸化物質が非常に有効だと考えています。ガムやチュアブル形式のものをなめたり咀嚼することにより、口腔粘膜下の小唾液腺内のフリーラジカルを除去し唾液分泌を促すことができるのではないかと期待しているところです。

ＣｏＱ10は、「生体のエネルギー源」と呼ばれエネルギー産生や代謝に関して重要な役割を持つ「ＡＴＰ（アデノシン三リン酸）」の産生を促進することが知られています。唾液を分泌する腺房細胞の機能を高める効果もあり、これらの作用によりドライマウスにも有効と考えられ、現在臨床研究を計画しています。

第4章

「口」を鍛えてしわもたるみも改善できる

顔の筋肉は口に集中している

口の機能が低下すると、顔立ちの若々しさが奪われていくことを、ドライマウスを例にとって見てみましょう。

ドライマウスは唾液の分泌量が低下する病気です。ドライマウスの患者さんには、食事をするのもおっくうと訴える方が多くいらっしゃいます。唾液が少ないため、ものを嚙む動作を避けるようになってしまうのです。嚙みごたえのある食べ物が苦手ですから、毎日の食事も、そばやうどんのような麵類を、ほとんど嚙まずにただ流し込むだけですましている方も多いようです。本来、唾液の分泌は嚙むことで促されるのですが、嚙むことを嫌うためますます唾液量が低下する、という悪循環に陥ります。

嚙む回数が減ると、どういうことが起きるでしょうか。一番顕著なのは、筋力の低下です。この筋力の低下こそが、しわやたるみが増えたいわゆる「老人顔」の原因となるのです。しわやたるみが増えれば、顔から若々しさは失われてしまいます。

それではどうすれば顔の若さを保てるのでしょう。この章では、その方法について取り上げていきましょう。

年齢が同じ五〇歳でも、誰が見ても若く見える人もいればずいぶん老けて見える人がいます。その印象を決めるのは顔です。もっと言えば、「しわ」や「たるみ」です。たとえば口の横に深い縦じわがあるだけで、かなり老けた印象を持たれてしまいます。

顔の筋肉の約七〇パーセントは口の周りに集中しています。したがって、口の周りの筋肉を適切な方法で鍛えることによって、しわやたるみのない、いつまでも若い容貌を保つことが可能になります。

筋肉は使わなければ萎縮していきます。これは年齢に関係ありません。一〇代、二〇代の人でも使わなければ筋肉は劇的に落ちてしまいます。スポーツに激しく打ち込んでいた人が運動をやめた途端、「筋肉は脂肪に変わった」と苦笑いした経験をお持ちの方もいると思います。

いつまでも筋肉を若い状態で保ち続けるためには、日々のトレーニングが必要です。顔の筋肉も同じです。トレーニングして動かしていかなければ筋肉は落ちて、待っているのは年齢以上に見られてしまう老け顔ということになります。

「老け顔」はなぜ生まれるのか？

顔の筋肉に関する基本的知識をまずお話しします。

人の首から上の部分には、五七ものさまざまな筋肉がついています。これらの筋肉が共同作業することによって、顔が、喜怒哀楽の表情を作ったり、口で食べ物を咀嚼したりしているわけです。そして、さきほど述べたようにこれらの筋肉の七割が口の周りに集中しているのです。

顔には口輪筋《こうりんきん》、オトガイ筋、頬筋《きょうきん》、咬筋《こうきん》などがあります。

咬筋は頬骨付近から、下あごのエラのあたりまでつながっている幅の広い筋肉で、「骨格筋」と呼ばれます。骨格筋というのは、骨にしっかりとくっついている筋肉のことです。この筋肉を動かすと大きな力が出るようになっています。中でも最も強い力が出せるのは上下の歯で嚙むときの力（咬合力）で、これは体重と同じ大きさの力が発揮されるとされています。

骨格筋は咬筋だけで他の顔や頭部の筋肉は、「表情筋」と言われる筋肉です。表情筋は、皮膚と骨、あるいは皮膚と皮膚にくっついています。大きな力は発揮できませんが、複雑で細やかな動きをすることで表情の微妙な変化を司っている筋肉です。

この表情筋がキリッと引き締まっていれば若々しい顔でいられます。年を取って、しわやたるみができるのは、皮膚の下で皮膚を支えている表情筋が衰えていくからです。

表情筋を衰えさせないためには、トレーニングで鍛えることが大切です。そのとき咬筋を動かすことによって、表情筋がよく動くように促すことも必要です。嚙むために使われ

図11　表情筋の図

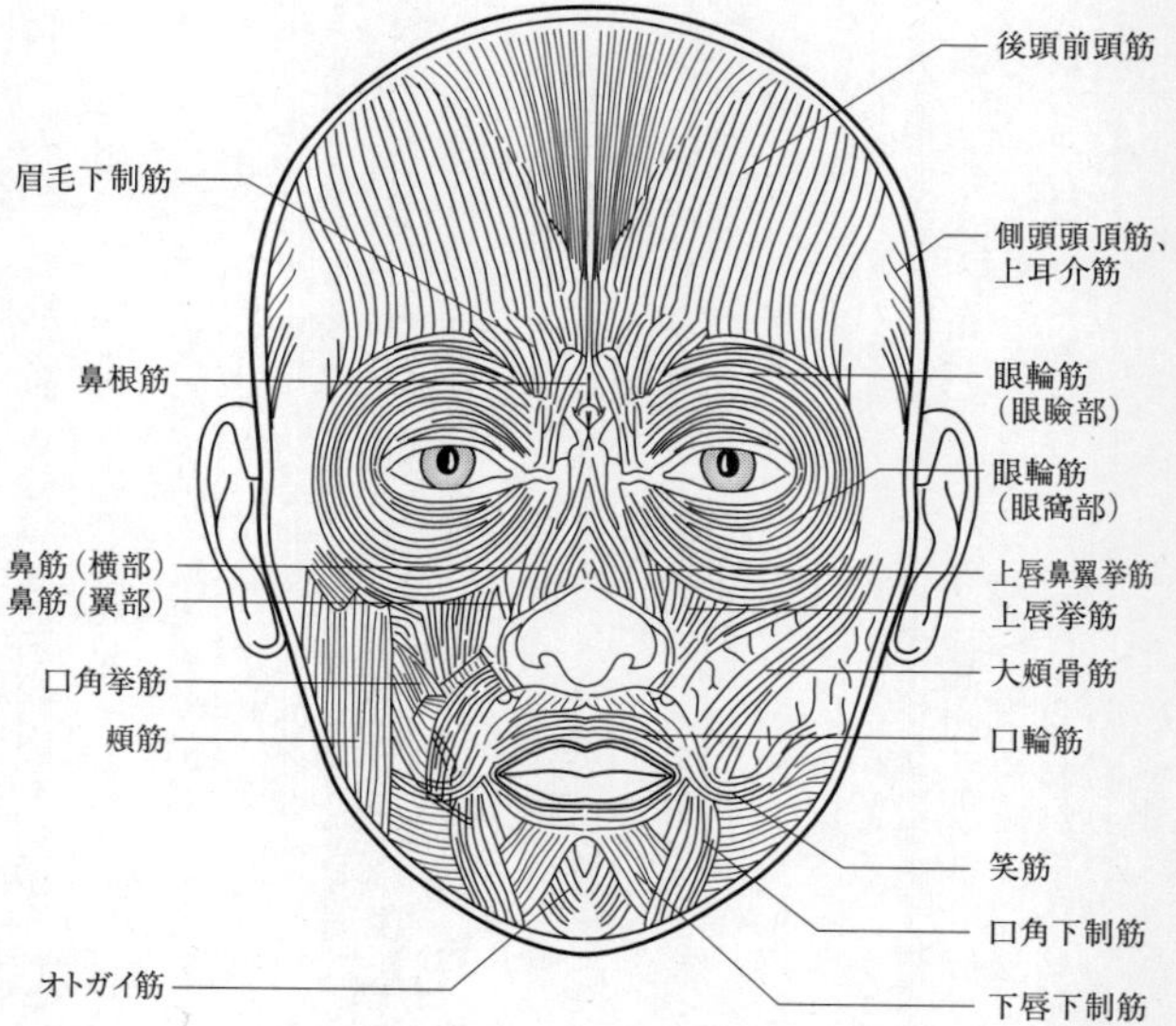
後頭前頭筋
眉毛下制筋
側頭頭頂筋、
上耳介筋
鼻根筋
眼輪筋
（眼瞼部）
眼輪筋
（眼窩部）
鼻筋（横部）
鼻筋（翼部）
上唇鼻翼挙筋
上唇挙筋
口角挙筋
大頬骨筋
頬筋
口輪筋
笑筋
口角下制筋
オトガイ筋
下唇下制筋

ている顔の筋肉の中で最も大きな咬筋を動かせば、他の筋肉も刺激されるのです。

義歯を装着すると、「老け顔」になるスピードが速くなることが知られています。これは、噛む力が著しく弱くなってしまうからです。しっかり噛まないでいると咬筋が弱まるので、その影響で表情筋のバランスが悪くなり、その結果、頬にたるみができ、鼻の横には深い縦じわができ……と、老け顔になっていくのです。さらに噛まないことで、あごを引き上げる力も弱くなるため、唇の両端が下がって、口をへの字に結んだような形になってしまいます。

顔に表れる老化のサイン

「老け顔」というのは老化のサインそのものです。私たちが経験的に知っている口の周りに表れる老化のサインを以下にまとめてみましょう。

①上唇にしわができてくる
②唇が薄くなる
③フェイスラインがたるんでくる
④鼻の横から口角（口の左右のあたり）、あごにかけてしわができる
⑤口角が下がってくる

⑥あごがたるみ、二重あごになる
⑦首の皮膚に張りがなくなり、しわができる

筋肉がたるむと、その筋肉の上にある皮膚もたるんでしまいます。これを防ぐために、筋肉を鍛えることが必要です。しかし、顔の筋肉のうちで普段よく使われる筋線維はたったの二割から三割に過ぎません。私たち人間は、脳についてもその機能の一割も使っていないとよく言われますが、同様のことが顔の筋肉でも起こっているのです。

筋肉を鍛えて老け顔を防ぐ

こうした老化のサインが加齢とともに出てくる原因には、三つの要素が考えられます。「筋肉の衰え」と「重力」と「遺伝」です。

この中でどうしても避けられないものは遺伝です。年齢より早く老け顔になりやすい遺伝的な体質というものはあります。しかし「筋肉の衰え」と「重力の作用」の二つの原因は、適切なケアをすれば避けられるものです。

いま見てきた老化のサインはすべて筋肉に関係しています。「老け顔」に最も直接的かつ強くかかわっているものは、「筋肉の衰え」なのです。だから、遺伝的要素を持つ人でも、筋肉が十分にあれば、老化のスピードをかなり遅らせることができます。

「顔が老けるのは筋力の低下が原因」。まずはこのことを強く認識していただきたいと思います。

欧米のある研究では、八〇歳代の筋線維数は、二〇歳代のおよそ四割しか残っていないと報告しています。しかしながら、最近の研究では、運動を繰り返すことで、加齢しても筋肉量や筋力を増大させることができることがわかってきました。

顔の筋肉は、足や腹筋など他の体の筋肉に比べて小さいので、それぞれの筋肉を意識しやすく、また筋肉に対する脂肪の割合が少ないため、短期間で鍛えることができます。

顔を若返らせるには自力更正で

皮膚科では、紫外線はしわやたるみの敵、完全な悪者とされています。

お尻などは、紫外線を受けにくいので八〇歳を超えても、多くの人はしわやたるみもほとんどなく、すべすべのままです。それが顔となると、常に紫外線を浴びる運命にあるため、どうしても歳とともにエイジングが進んでしまいます。南国の人々や山岳民族、猟師などは、年齢以上にしわやたるみが多く、老けた印象になることがありますが、これは紫外線をたくさん浴びた結果だと考えられます。

紫外線は活性酸素であるフリーラジカルを発生させます。つまり、紫外線は老化の原因

図12　年齢と筋線維数　　体育の科学 Vol.54 No.9 2004

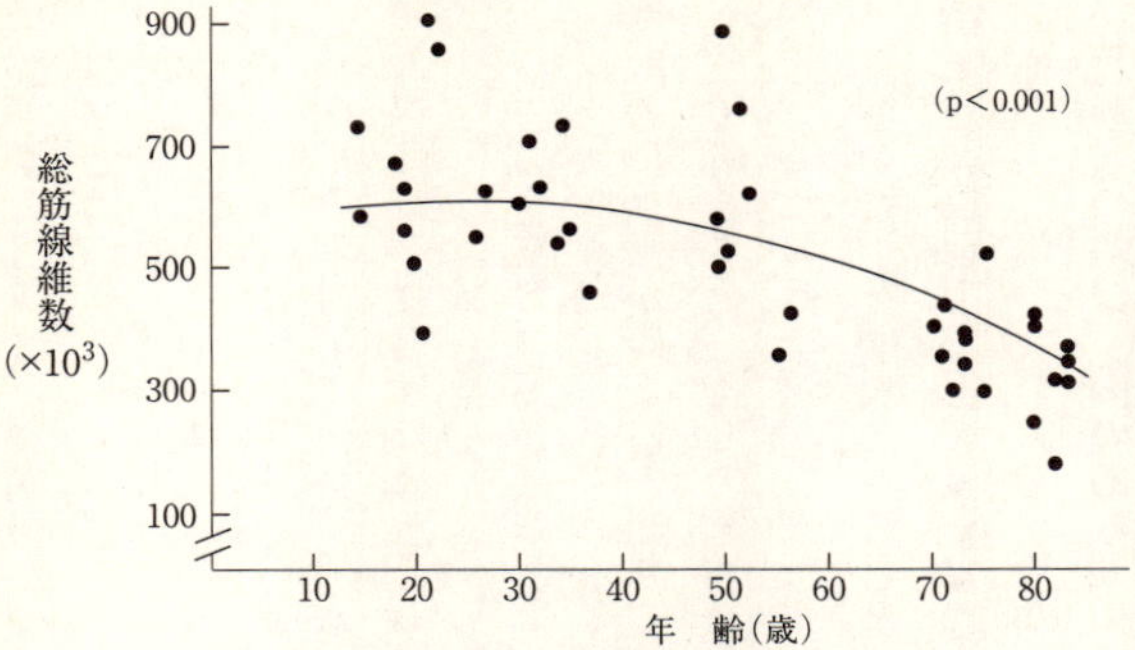

注：加齢に伴い60歳以降に筋線維数が顕著に減少する

を作るのです。したがって、エイジングを遅らせる意味で紫外線の害からなるべく自分の身を遠ざけることが重要です。

皮膚の表面にフリーラジカルが発生するのを抑え、体の内部から栄養を与えて肌細胞を元気にしようという目的で、抗酸化作用を持つ成分を含んだ化粧品類やドリンク剤（飲料）などがいま、非常に人気を集めています。しかし、しわやたるみにそれが効果的だと積極的に肯定する気にはなれません。

しわやたるみの主たる原因は筋力の低下だからです。筋肉を鍛えることなくして、効果は表れません。筋肉を鍛えるためには、トレーニングだけが有効なのです。

しわやたるみを取るために、マッサージなどもよく推奨されています。しかし、これもいまの論理から行けば、疑問符がつきます。いくら外側から筋肉をもみほぐしても、筋肉がつくわけではありません。マッサージを受けたそのときだけは、しわやたるみが改善された気になっても、その場しのぎに過ぎません。根本的な解決とはなりえないのです。

筋肉のトレーニングを重ね、その上で行うのであれば、効果は見込めるかもしれませんが、しわやたるみ対策に、クリームやマッサージはあくまで補助手段なのです。化粧品やマッサージは、それだけではただの気休めにしかならない気がします。

正しく噛むことの重要性

年を取るにしたがって口の周りの筋力は低下していきます。それを防ぐには普段から意識的によく噛むこと、そして適切なトレーニングがどうしても必要です。

ただし、これには「正しく噛む」という条件がつきます。間違った噛み方をしているとかえって筋力低下を助長することがあるからです。

噛むことに関係した顔の変化について見てみましょう。

①歯のある人と歯のない人とでは顔貌が変わる

歯のない人の顔は、歯のある人に比べて顔の下三分の一が短くなっています。そのため、目が細くなる、頬にへこみができる、顔のしわが増える、鼻の下が内側にへこむ、口角の部分が垂れ下がる、下唇が前の方に突き出る、顔の締まりがなくなるといったことが認められます。

②歯ぎしり（ブラキシズム）とくいしばり

本人が自覚せずに行っている歯ぎしりの習慣で、歯がすり減ったり、あごの関節や顔面、頸部にその影響は大きく表れます。咀嚼《そしゃく》、嚥下《えんか》（飲み込むこと）、発音などに不具合が生じ、また無駄な筋肉の活動により咀嚼筋の肥厚など顔貌の変化が認められます。

③食習慣や咬合習慣や癖などによる顔貌の変化

食習慣や咬合習慣や癖などで、左右偏った筋肉を使っていると、使っている側の筋肉は緊張し、使わない側の筋肉がゆるんできます。咀嚼筋などのゆがみは、表情筋のバランスを悪くするので、頬のたるみ、鼻の横の深い縦シワなどができたりします。さらに、あごを引き上げる力も弱くなるので、口角が下がりお年寄りによく見られる表情になります。

正しく噛むというのは、すなわちバランスよく噛むということです。食事のとき、意識してみてください。左右どちらかに偏って食べ物を噛んでいることに気づく方も少なくないでしょう。

これから紹介する「フェイシャルトレーニング」を行う際にも、バランスよくトレーニングすることが大切です。そして、顔のどのような筋肉がどこと関係してどのように動くかを理解しイメージしながら進めていくと、さらなる効果が期待できます。

顔の各筋肉を意識しよう

具体的なトレーニング方法に踏み込んでいきましょう。顔の若さを保つトレーニング、「フェイシャルトレーニング」です。

先ほど、簡単に顔の各筋肉について紹介しましたが、今度はもう少し詳しく見ていきましょう。まずは口の周りの筋肉です。イラストを参照してください。

・「口輪筋」……口をぐるりと取り囲んでいる筋肉。口笛を吹いたりするときに使われる。
・「頬筋」……両頬の下にある大きくて薄い筋肉。吸い込む動きをするのに使われる。
・「オトガイ筋」……あごの先にある大きくて薄い筋肉。あごの先のしわの原因に、この筋肉の衰えが関係。
・「オトガイ三角筋」……オトガイ筋の隣にある。この三角形の筋肉が下あごを口まで引っ張り上げている。口角を下に引っ張る動きもする。【口角を上げる運動のときに使う筋肉】
・「笑筋」……笑ったり口を横に広げたりするときに動く。【口角を上げる運動のときに使

図13　頭頸部表層の筋

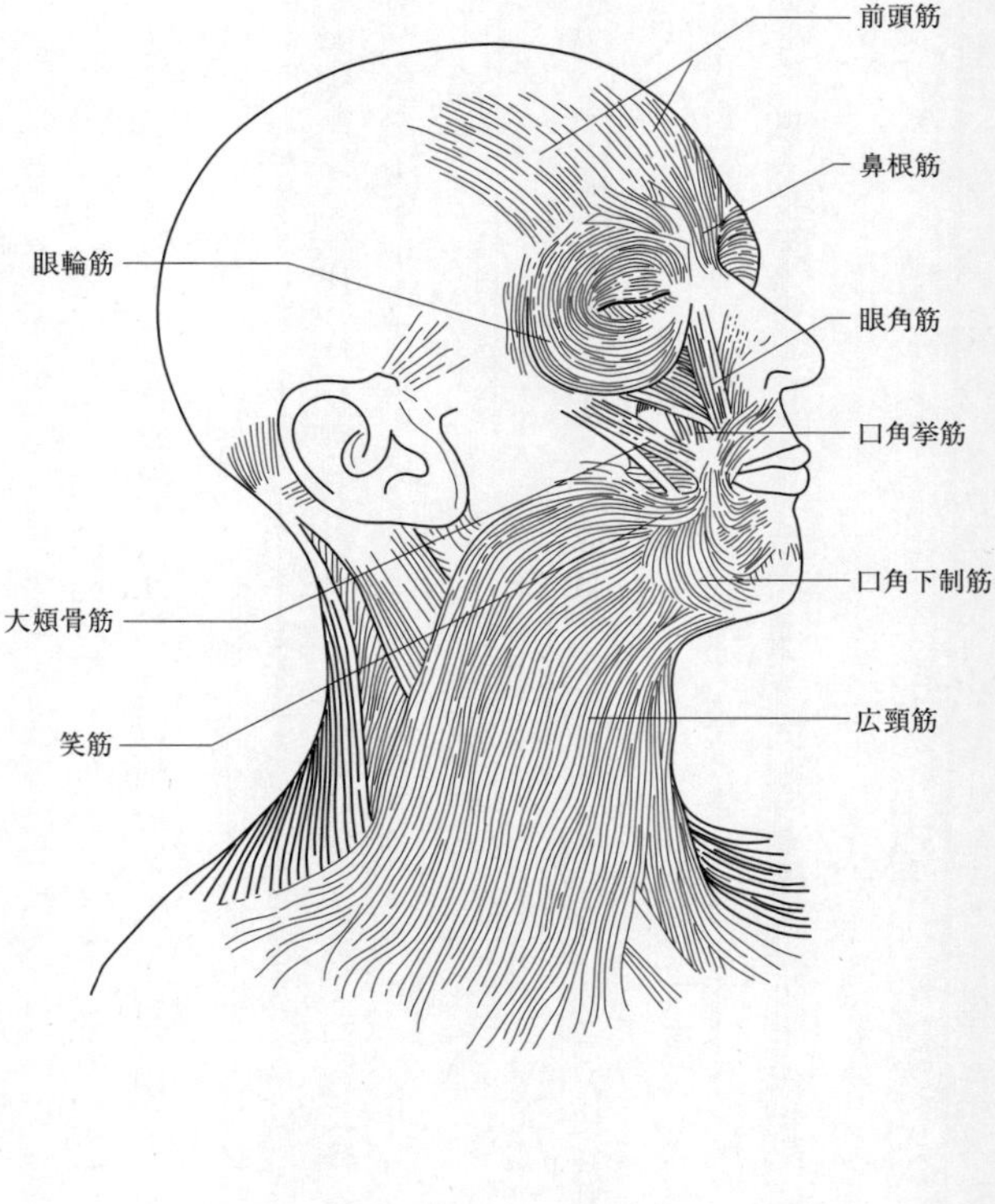

う筋肉】
・「大胸骨筋」「小胸骨筋」……笑うときに動く筋肉。【口角を上げるときに使う筋肉】
・「上唇挙筋」……上唇を上げる（前歯をむき出す）ときに機能する。上唇の周りから頬へつながっている。【唇の形を整える運動のときに使う筋肉】
・「下唇下制筋」……下唇を下に引っ張る。【唇の形を整える運動のときに使う筋肉】
・「口角挙筋」……ひきつった笑いのときに上唇を引っ張り上げる際に動く筋肉。【唇の形を整える運動のときに使う筋肉】

次はあごの筋肉です。
・「咬筋」「側頭筋」……互いに連携。食べ物を咀嚼したりするときなど、力を入れて歯を閉じるとき一緒に動く。歯ぎしりをするときにも動く。
・「外側翼突筋」……口を開けたり、あごを左右に動かしたりという動きを支える。
・「内側翼突筋」……嚙み砕いたり、歯をすり合わせたりという動きに使われる筋肉。

最後は首の筋肉です。
・「広頸筋」……首に斜めのしわを作り、下あごを引き上げている。この筋肉を鍛えると、引き締め効果があり、首のしわやたるみが解消する。

・「胸《きょう》鎖《さ》乳《にゅう》突筋《とつきん》」……頭を回転させたり、左右に動かしたりといった動きに使う筋肉。

・「僧帽筋」……首の後ろから肩にかけての筋肉。頭を動かすときに、胸鎖乳突筋と連携して動く筋肉。

これ以外にも頭であるとか、目の周りであるとか、まだまだたくさんの筋肉が連動し合い働いています。これらの筋肉を意識して働きかけていくことにより少しでも若々しい容貌を保つことが可能なのです。

若さを保つフェイシャルトレーニング

老け顔防止のトレーニング方法についてご紹介します。これからご紹介するのは、歯科衛生士の伊藤淳子さんがさまざまなトレーニング方法を組み合わせて作成したプログラムです。このほかにも顔のエクササイズにはさまざまな方法がありますから、自分なりの方法を編みだしてください。

①リップトレーニング（イー・ウー）

【手順】

「イー」と発音する口の形で口角を上方に引きあげるようにし、上の前歯を見せるようにする。「ウー」のときはできるだけすぼめる。「イー」「ウー」をゆっくり五〜八回（二〇〜三〇秒間）。一日に二回が目安。

【効果】

口の周りの口輪筋を鍛える。本来は口輪筋を鍛え口唇閉鎖を促すためのトレーニングだが、美容効果としては頬のたるみをなくし（頬の位置も上がる）、目元も上がってくる。口角を上げ、鼻から口角にかけての深い溝、口角からあごにかけてのしわの改善効果が期待できる。

【注意】

下唇やオトガイ部に力を入れないようにする。顎関節症《がくかんせつしょう》の人は経過を観察しながら行う。

図14-1　①リップトレーニング（イー・ウー）

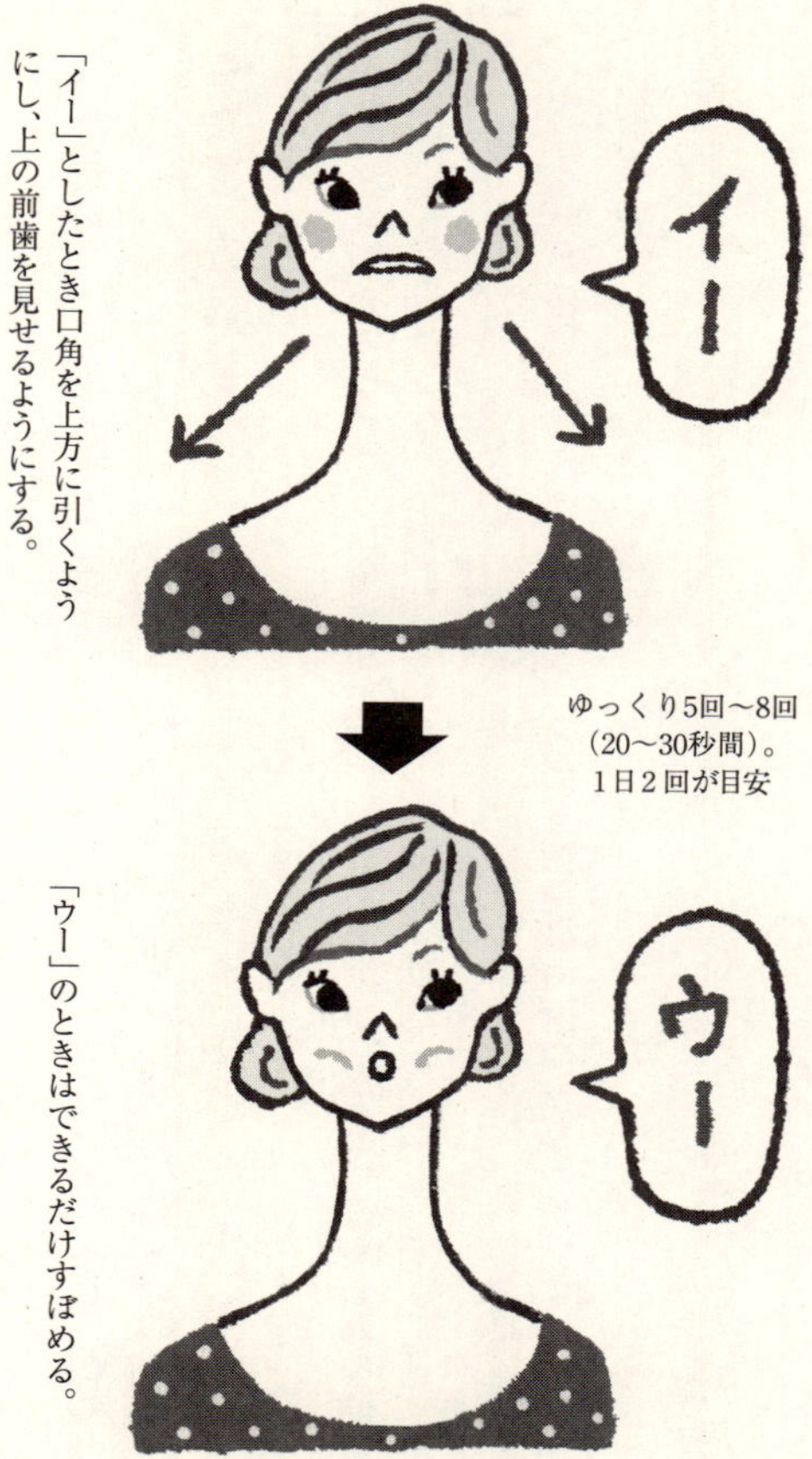

ゆっくり5回～8回
（20～30秒間）。
1日2回が目安
「ウー」のときはできるだけすぼめる。

②リップトレーニング（オー・ウー）

【手順】

姿勢を正し「オー」の口をつくり、発音する。ゆっくり「ウー」の口をつくる。このとき、歯牙から接触するのではなく、ゆっくり口唇を接触させる。五〜八回（二〇〜三〇秒）。一日に二回。

【効果】

前後の鼻孔圧筋を鍛えて、鼻から口角にかけての深い溝を埋め、加齢によるしわを伸ばす。鼻の縦じわ、上口唇のしわをなくす。頬を上げる頬筋を鍛える。

【注意】

力を入れすぎないこと。力を入れすぎると、逆に上唇や鼻の下の縦じわができる。顎関節症の人は経過を観察しながら行う。

図14-2　②リップトレーニング（オー・ウー）

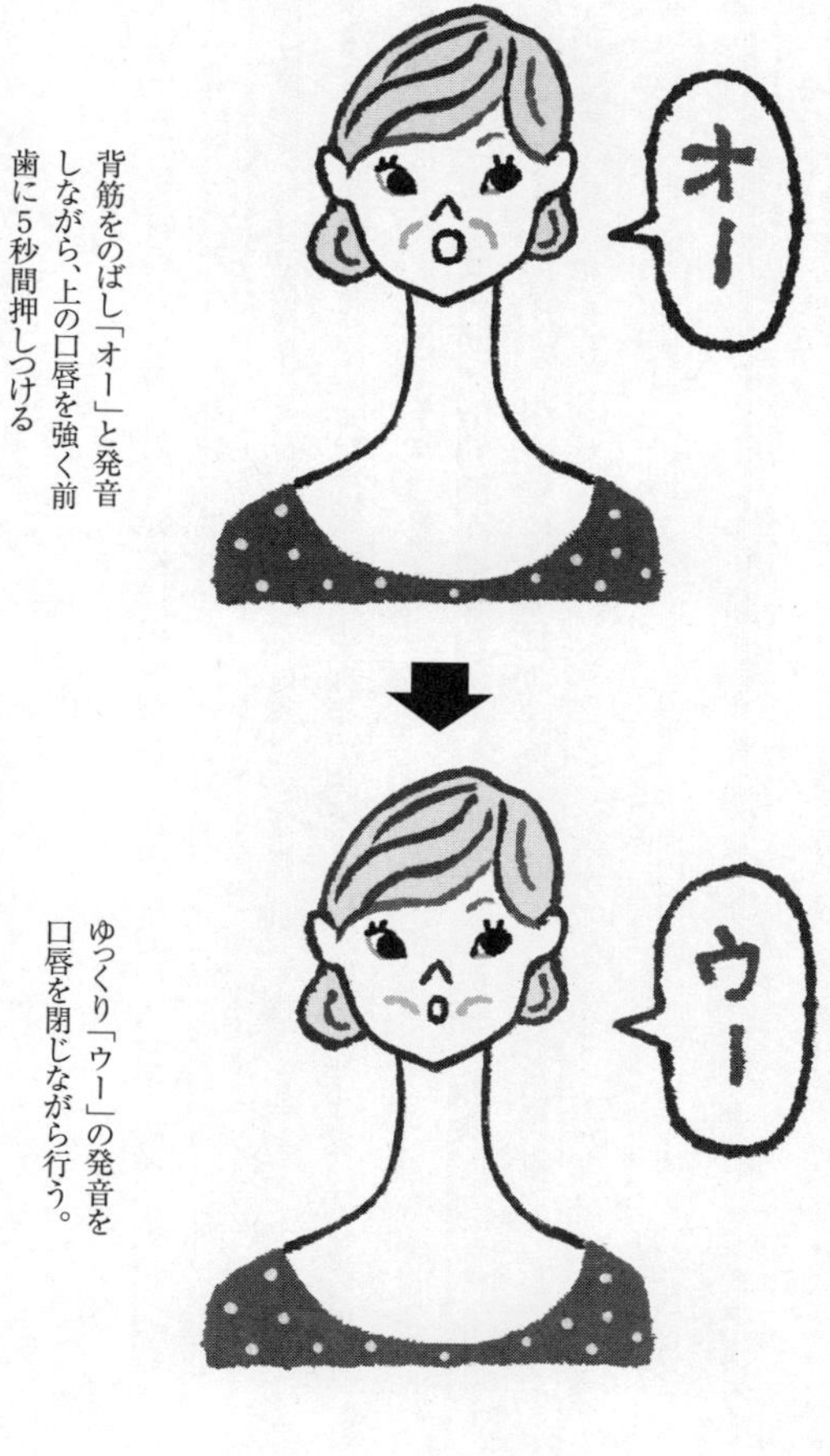
オー
背筋をのばし「オー」と発音
しながら、上の口唇を強く前
歯に5秒間押しつける
ウー
ゆっくり「ウー」の発音を
口唇を閉じながら行う。

③首の下のたるみ、細かいしわを取るトレーニング

【手順】

背筋を伸ばして鎖骨のところ、のど元に片手を置き、口唇に力を入れて「イー」の口をして口角に力を入れて笑い、前後左右ゆっくりと行なう。一〇回×二、一日に二回。

【効果】

トレーニング不足、老化による自然現象が重なって起こるのが首のたるみ。のどのあたりの皮膚はとても薄いので、筋肉に張りがなくなるとたるみはひどくなる。上記のトレーニングを行うと、胸鎖乳突筋、僧帽筋が鍛えられる。さらに、広頸筋を鍛えて強くし、あごの先、首、フェイスラインを引き締めるのに効果的。二重あごがすっきりする。

【注意】

高齢者は後ろに首をそらすことは控えめに。頸椎は加齢とともに狭まるので、加減しながら行う。

図14-3　③首のたるみ、細かいしわを取るトレーニング

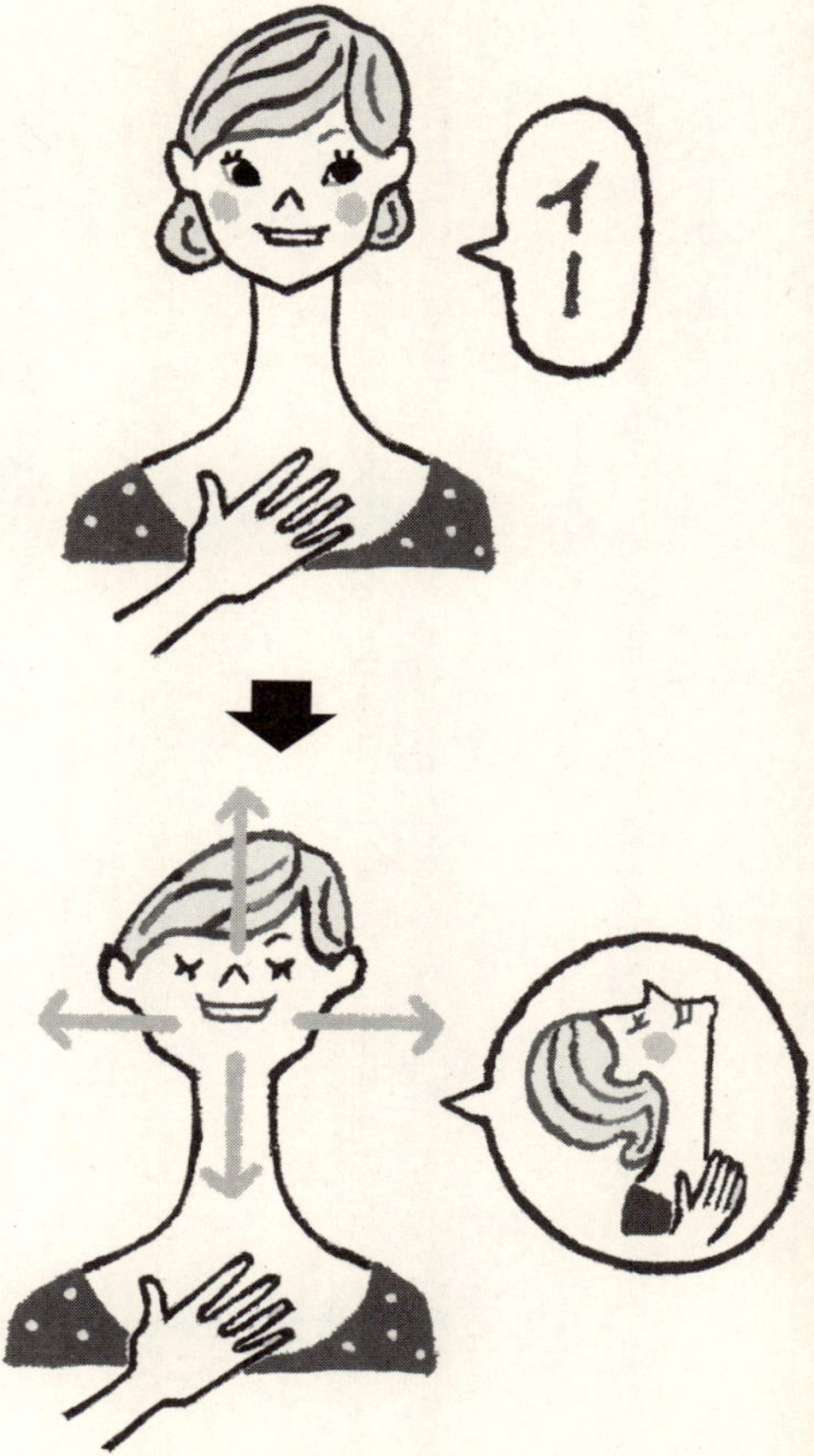

鎖骨のところ、のど元に片手を置き、口唇に力を入れて「イー」の口をする。

前後左右10×2、1日に2回。

④頬を膨らませるトレーニング

【手順】

上唇だけを膨らませる（痛みを伴うぐらい）

【効果】

口唇、頬の周辺の強化。胸鎖乳突筋も鍛えられる。耳下腺が刺激されるので、唾液分泌も促進。

　これらのトレーニングは、ＭＦＴ（Myofunctional therapy ＝筋機能療法）といって矯正歯科で行われている療法で、舌の動きや口《こう》呼《こ》吸《きゅう》などを矯正するのに非常に効果のあるトレーニングをベースにしています。

　このようなトレーニングを続け筋力がアップすると、しわやたるみといった目に見えるものだけを防止するだけではなく、若さを保ち老化を防ぐ物質を含む唾液の分泌を促進させることにもつながるのです。

図14-4　④頬と唇をふくらませるトレーニング

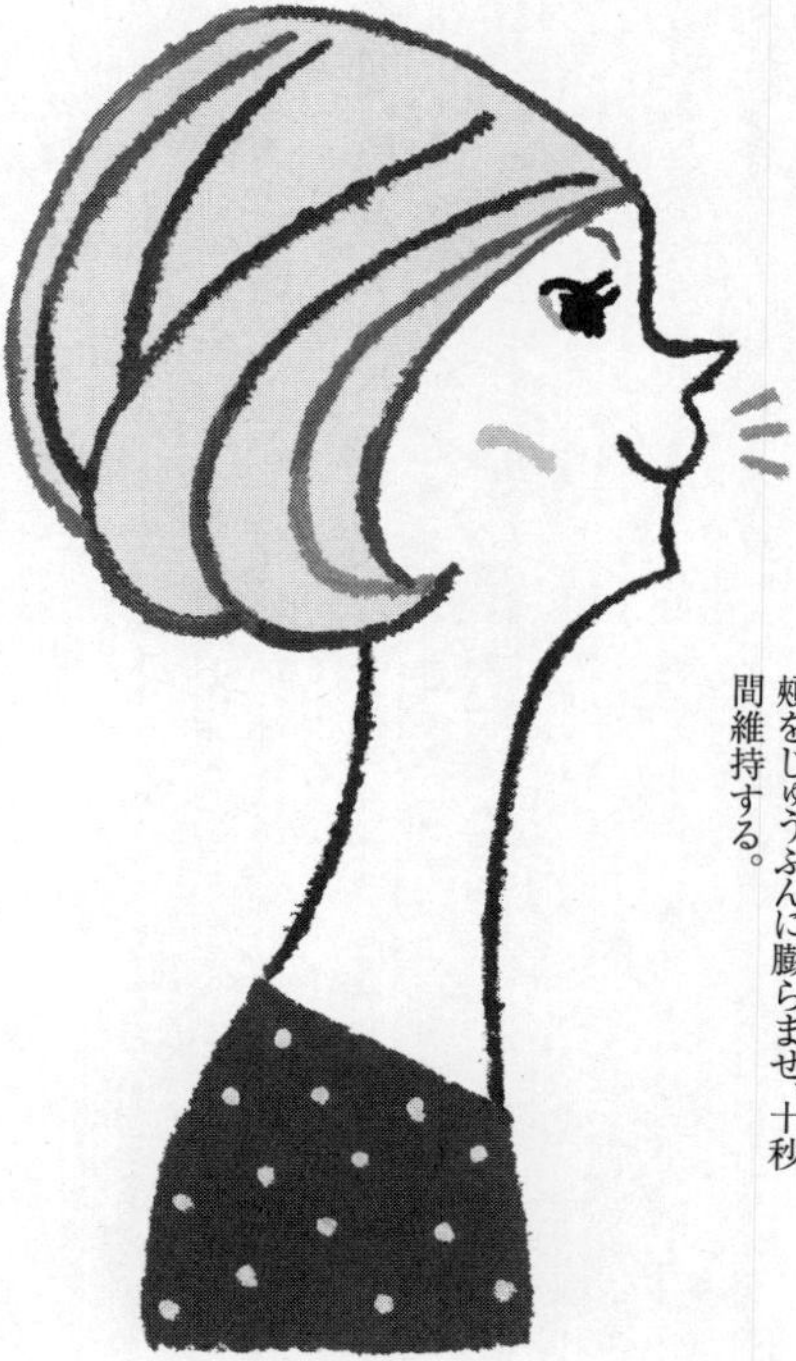

口の中に力を入れて空気を入れ、頬をじゅうぶんに膨らませ、十秒間維持する。

いつでもどこでも短時間で

これらのトレーニングは、いつどのようなときに行ったらよいのでしょうか。

理想は、自分が最もリラックスできる時間に行うことです。

このトレーニングのためだけに時間をつくり、続けていくことはそう簡単ではない、と思われる人も多いでしょうが、何ごとも習慣化させてしまえば、そう面倒なことではありません。

寝る前の布団の中で、お風呂に入ったとき、洗顔・クレンジングの後など、意外と時間は作れるものです。

しかもこれらのトレーニングは数分からせいぜい十数分と短時間。たいした時間もかかりません。

できれば鏡を見ながら行ってください。鏡を見ることとは、自分の表情を確認するためにとても重要だからです。

姿勢も大切。

正しい姿勢をすることで、体が安定して、それぞれの顔の筋肉に意識を集中させることができるのです。

筋肉を使った後は、筋肉を休めることも忘れてはなりません。

お風呂の中でトレーニングを行った場合など、筋肉を動かしたら、その筋肉の力を抜くために顔をお風呂の湯につけて、唇の間から泡をはきだすようにするなど筋肉の力を抜き、痛みを和らげましょう。

第5章

アンチエイジングなサプリメント

話題の抗酸化サプリメント

アンチエイジング医学を語る上で、サプリメントは欠かせない要素のひとつです。サプリメントを摂取するのは口から。「口からはじめるアンチエイジング」を語る上でも、不可欠な存在です。

唾液の専門家として、私が現在最も注目しているサプリメントについて述べましょう。これまでにも触れましたが、それは「CoQ10（Coenzyme Q10：コーキューテン）」と呼ばれる抗酸化物質です。現在、「コエンザイムキューテン」というような商品としてたいへんな人気を集めており、メーカーの製造が間に合わないほどだと報道されています。

CoQ10はもともと心臓病の治療薬として使われていたもので、強力な抗酸化物質としてフリーラジカルの除去作用を持っていることが数多く報告されています。ガンを破壊するT細胞の増加を助ける効果があることも報告されています。

CoQ10は、私たちの細胞すべてに存在します。人の体内で生合成され、また魚介類など多くの食品からも少量は摂取できます（イワシやサバなど青魚や牛肉などの食品に含まれますが、その量は決して多くありません）。そして、私たちが健康的に生きていく上で、必要不可欠な物質でもあるのです。

図15　加齢とともに減少する体内のCoQ10量

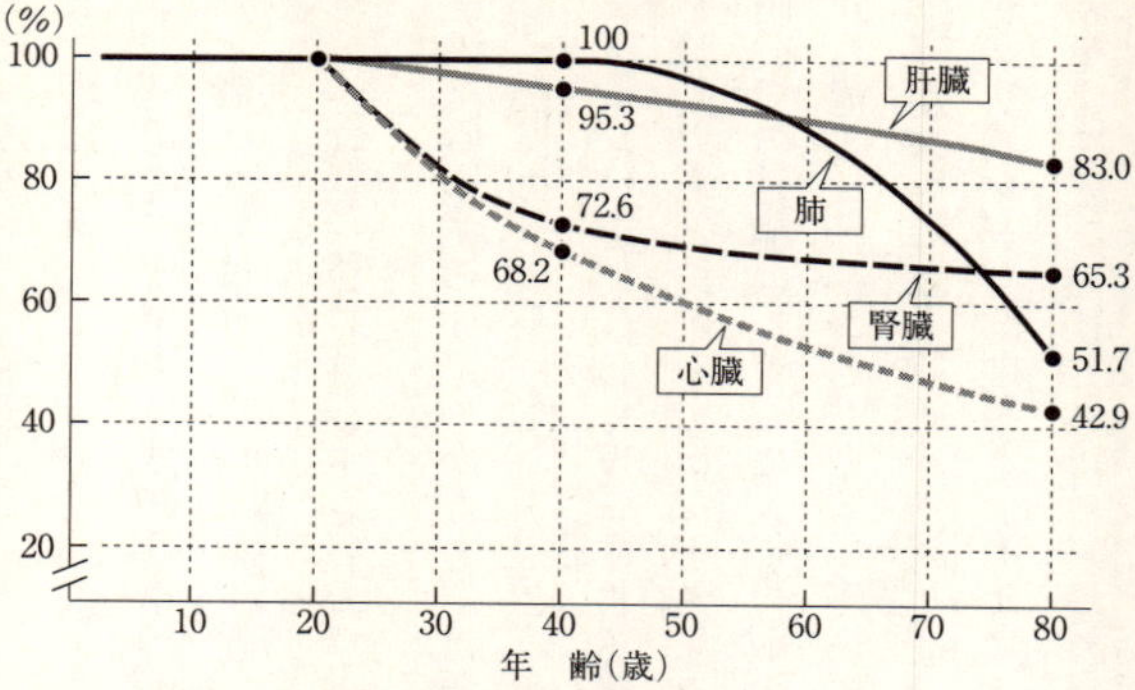

注：各臓器の生体内含有量は20歳時点を100%とする

一方で、CoQ10は加齢などにより減少し、不足しやすいという特徴があります。CoQ10はミトコンドリアに多く含まれ、エネルギー産生に多大なる貢献をしています。

健康維持や老化防止のためには、目安として一日三〇～六〇ミリグラムの摂取が推奨されていますが、三〇ミリグラムのCoQ10を摂るためには、イワシなら六匹分、牛肉なら九五〇グラムも必要なのです。食品からだけではなかなか摂り切れないため、サプリメントで補給するのが効果的だとされています。

CoQ10は、歯周病に対する予防効果も認められています。これも歯科医である私がCoQ10に注目している理由のひとつです。アメリカでは、CoQ10入りの歯磨き粉も売られています。歯周病は生活習慣病であり、虫歯と並ぶ歯科の二大疾患です。

私たちは現在、ＣｏＱ10を含有したチューインガムの開発に取り組んでいます。この、ガムによるサプリメント摂取という形式は、体内への吸収を考えた際、たいへん有効な方法だと考えています。

「噛む」サプリメント

錠剤を服用する従来のかたちではなく、ガムのように噛むかたちでサプリメントを摂取すると吸収効率が優れている、というメリットがあります。

ビタミンＣを配合したガムによる研究をご紹介しましょう。ビタミンＣ一〇〇ミリグラムを含むガムと錠剤とでは、どちらが摂取後の血中ビタミンＣ濃度が高くなるかを比較した研究での結論は、ガムによる摂取のほうが、血中濃度が高いというものでした。

同じ量のビタミンＣでも、一度に摂取するより、時間をあけて分割で摂取したほうが吸収効率がよいことも明らかとなりました。

サプリメントを錠剤やカプセルによって摂ると、消化管内を移動するにしたがって吸収率が低下することがわかっています。ビタミンＣは調理の際の加熱などによって破壊されることが知られていますし、カボチャやキュウリなど他の食品に含まれる成分によってビタミンＣが破壊されることもあります。

しかし、ビタミンＣをガムに含ませて噛めば、口腔粘膜から成分を吸収させることになり、吸収率の低下や破壊されるデメリットがありません。しかももっとよいことには、ガムを噛むことにより唾液分泌も促進されるのです。

ドライマウスの患者さんについて唾液分泌不全の原因を調べた際、唾液腺そのものが破壊・傷害を受けているケースは、実は極めて少なく全体の一割程度に過ぎません。多くは、フリーラジカルによると考えられる唾液腺の機能不全が原因だったのです。

したがって、フリーラジカルを除去することができれば、ドライマウスも改善すると推測されるわけです。加えて、フリーラジカルが関与しているさまざまな生活習慣病も予防・改善できるでしょう。

こうして見ていくと、強力な抗酸化物質であり、唾液の分泌能をも亢進させるＣｏＱ10を含んだガムは、ドライマウスに対する新たな対処法になってくれるでしょう。さらに、体全体のアンチエイジングにも大きな貢献ができるのではないかと考えています。

サプリメントとアンチエイジング医学

ＣｏＱ10のみならずさまざまなサプリメントを上手に摂取することにより、老化を防ぐ効果があることが次々に証明されています。

そもそもなぜサプリメント摂取がアンチエイジングに有効なのでしょうか。それを理解するためには、「人間はなぜ老化するのか」という問題に触れないわけにはいきません。

老化のプロセスを、人間の細胞から見てみましょう。

私たちの体は約六〇兆個の細胞で構成されています。目も耳も口も手足もすべてそれらの細胞からできています。細胞は分裂を繰り返しながら、増殖していきます。

細胞を構成する細胞膜や核などは、常に外部からの障害を受け傷つけられています。この障害については後で述べますが、傷つけられながらも、多くの細胞は本来備わっている防御機構が働いてちゃんと生きていけるわけです。

しかしその防御機構は完璧ではありません。中には重い傷害を受けてしまう細胞もあります。こうした細胞が加齢とともに蓄積してたまっていくと、全身の機能に悪影響を及ぼします。

こうしたプロセスが進行することで、人間は老化していくのです。

むろん、このような老化現象が出現するまでには、長期間で複雑な過程を必要とします。そこに多くの遺伝子の環境因子が関与していることが最近の科学により明らかとなっています。

遺伝子に関して簡単に触れておきます。

動物には長寿に関連する遺伝子が存在することが、最近の研究により発見されています。線虫を使った研究では、age-1、daf-2、daf-16、clk-1と呼ばれる遺伝子が特定されました。これが長寿に関連する遺伝子です。これらの遺伝子は、インシュリン様成長因子（IGF）をコントロールする重要な構成要素であることがわかったのです。

IGFは、老化・寿命をコントロールするホルモンとされており、これがうまく働くことが長寿につながると考えられています。ショウジョウバエやマウスにおいてもこのIGFシグナル伝達系の重要性が明らかにされつつあり、このメカニズムが注目を集めています。

酵母での老化研究においては、老化制御因子である「Sir2（silencing information regulator 2）」と呼ばれるタンパク質についての研究が盛んです。Sir2の発現量により老化寿命が制御されることが、酵母と線虫を使った研究で判明しています。

老化を促進するフリーラジカル

老化を促進する主因に「フリーラジカル」があります。第2章で簡単に触れましたが、もう少し詳しく見ていきましょう。

フリーラジカル（Free Radical）とは「不対電子」のことを言います（「フリーラジカル＝活性酸素」ではありません）。不安定で対になろうとするため反応性が強く、ラジカル（過激）な動きにより近くにある物質とすぐに結合する習性があります。

私たちの一番身近にあるフリーラジカルは酸素です。大気中の酸素は不対電子を二個持っていて、それ自身は比較的安定しているのですが、生体内に取り込まれると「活性酸素」に変化してしまいます。

時間の経過とともに鉄が錆《さ》びたり、切ったりんごを放置すると変色したり、使い古した油が黒く変色するのは酸化現象によるものですが、人間の体の中でも実は同様のことが起きており、細胞や組織を構成する核酸、タンパク質、糖質、脂質も時間とともに劣化し酸化しています。

酸素はわれわれにとって必要不可欠である反面、体内では体にとって有害な生成物を発生させるのです。人間のように、エネルギー産生に酸素を必要とする生物は酸素から活性酸素を生じてしまいます。こうして肉体が酸化されていくのです。

このような反応はこの世に生を受けた瞬間から休むことなく進行し、体の構成成分を酸化し劣化し続けています。

しかし体内には酸化防御機構があります。これにより、体内の活性酸素は消去軽減され

図16　フリーラジカルの仲間

ラジカル（不対電子あり）		非ラジカル（不対電子なし）	
$^3O_2$	三重項酸素（大気中の酸素）	$^1O_2$	一重項酸素*
$\cdot OH$	ヒドロキシルラジカル*	H_2O_2	過酸化水素*
$O_2^{\cdot -}$	スーパーオキシド*	LOOH	ヒドロペルオキシド
HOO·	ヒドロペルオキシラジカル	O_3	オゾン
LOO·	ペルオキシルラジカル	HOCl	次亜塩素酸
LO·	アルコキシルラジカル		
NO	一酸化窒素		
NO_2	二酸化窒素		

注：Lは、脂質（HL）から生じたものを示す　　＊：活性酸素

ていますが、この酸化防御機構が及ばなかった活性酸素をはじめとするフリーラジカルは、DNAを徐々に劣化させ、生活習慣病をはじめとする多種多様の病気を発病させてしまうのです。

活性酸素の恐ろしい攻撃

なぜ、活性酸素を代表とするフリーラジカルが、多種多様の病気をもたらすのでしょう。活性酸素は、それぞれ単独または共同または相互反応により体内のタンパク質、脂質、核酸、酵素などを攻撃するからです。

特に「細胞膜」への攻撃は顕著です。

細胞の一番外側にある細胞膜は、膜というぐらいですから、細胞と細胞の仕切りをしています。しかし役割はそれだけではありませ

ん。細胞同士での情報伝達という重要な役割を持っています。外からの情報を受容し、細胞内に伝えるというインターフェースの役割です。生命が誕生したとき、最初に必要だったのが細胞膜と言われているぐらい、たいへん重要なものです。さらには、生理活性物質の素材として、または酵素としての機能も持ち合わせています。

細胞膜は不飽和脂肪酸で構成されています。この不飽和脂肪酸は、フリーラジカルにより簡単に攻撃されるため、毒性の強い過酸化脂質を生成してしまいます。したがって、フリーラジカルによる攻撃は、膜構造の破壊のみでなくそこで働くタンパクの酵素作用や受容体機能にも障害を与えるわけです。

このあたりのことを整理すると、こうなります。

・不安定なフリーラジカルは、安定を求めて細胞膜を攻撃。
・他の物質から相手を奪い取り、細胞膜中の不飽和脂肪酸を酸化。
・酸化された不飽和脂肪酸は脂質ペルオキシルラジカルに変化。
・脂質ペルオキシルラジカルは、再び不飽和脂肪酸を酸化。
・酸化を繰り返しながら、過酸化脂質を生成。連鎖反応が続く。

フリーラジカルは酸素や活性酸素だけではありません。大気汚染やタバコの煙などで問題となっている一酸化窒素（NO）もそうです。放射線や紫外線、次亜塩素酸なども含まれます。フリーラジカルの強力な毒性を生かし、放射線はガン治療に、紫外線は殺菌灯に、次亜塩素酸はプールや歯科治療の際などの消毒剤に、その殺菌作用が利用されています。

老化を促進するフリーラジカル

先ほど、「酸化防御機構」という言葉が出てきました。活性酸素の害から体を守る体内機構のことです。

その役割を担うのは細胞内にあるミトコンドリアです。ミトコンドリアは、細胞の遺伝子とは異なる遺伝子を持っています。というのも、ミトコンドリアはもともと別の生命体の細胞内に入り込み寄生した細菌だったと考えられているからです。

体の中で酸素は、このミトコンドリアの中に閉じこめられています。そうすることで、外に害が出ないようにしているのです。閉じこめられた酸素は、一度も活性しないため、反応が終われば水素と反応して水となります。

しかしながら、すべての酸素をミトコンドリアの中に閉じこめておくのは不可能です。少しずつ酸素は漏れ出してしまいます。

漏れ出した酸素や活性酸素をつかまえるためのシステムも体には備わっています。フリーラジカルスカベンジャーシステムです。これは活性酸素などとすぐにくっついて、害をなくすように働くシステムです。フリーラジカルスカベンジャーには、SOD（スーパーオキサイドディスムターゼ）、CAT（カタラーゼ）、GPO（グルタチオンペルオキシダーゼ）といった「抗酸化酵素」や、ビタミンA、ビタミンC、ビタミンEなどがあります。これらの物質はすべて「抗酸化物質」としても知られています。要するに、活性酸素の害から体を守ってくれる物質です。

ミトコンドリアは、酸素を閉じこめておく場所ですから、エイジングとの深い関連性が指摘されています。ミトコンドリアDNAの変異こそが老化の主因であるという説も有力視されており、盛んに研究が進められています。実際、人為的にミトコンドリアDNAを操作したマウスでは、そうでないマウスより、明らかに寿命が短いことが発表されています。いずれにしても、老化を考える上でのポイントはフリーラジカルなのです。

サプリメントでフリーラジカルを除去する

フリーラジカルと老化の因果関係について証明した眼科領域の研究をご紹介しましょう。

加齢性黄斑変性症《かれいせいおうはんへんせいしょう》という病気があります。文字通り、加齢に伴い発症するもので、視野の中心が見えなくなったり、ものがゆがんで見えるというのがその症状です。

世界中で患者数が増加しており、アメリカでは全人口の一パーセントが罹患《りかん》し、六五歳以上の中途失明原因の第一位とされています。日本では、福岡県の久山町の疫学データによると五〇歳以上で〇・六七パーセントの罹患率があり、これを全国に換算すると五〇万人前後の患者が存在すると推定されています。

黄班変性症は以前からフリーラジカルとの関連が指摘され、フリーラジカルを介した老化現象による疾患と考えられていました。それまでの数多くの研究によりルテインなどの抗酸化物質が低下していることをはじめ、抗酸化機能の低下によるものであるという結果が得られていたからです。

二〇〇一年にある研究が発表されました。三八六〇人の黄斑変性症の患者さんに、抗酸化物質であるビタミンA、C、Eと亜鉛を摂取させたところ、フリーラジカルが抑制でき、この病気の予防または治療に有効であるという結果が得られたのです。

この研究は、老化（に伴う病気）は、フリーラジカルを抑制することで遅らせることができる、というひとつのエビデンス（医学的根拠）を提供した意義のあるものとなっています。

さらには、加齢に伴う病気の治療にサプリメントが効果的であるということも示しました。この研究によって、先のサプリメントを用いて新たなフリーラジカルの産生を抑えさまざまな病態の成立が抑制できる可能性が期待されています。この研究はアンチエイジング医学にとって、非常に大きな出来事となっています。

どんなサプリメントが老化を防止するのか

アンチエイジングなサプリメントとは、抗酸化サプリメントです。では、抗酸化サプリメントについて話を進めていきましょう。より十分な理解を得るために、まず「抗酸化物質」について整理しておきます。

抗酸化物質と一口に言っても、体内で産生されるものと外部から摂取するものがあります。前者は「体内抗酸化酵素」と呼ばれ、SOD（スーパーオキサイドディスムターゼ）、CAT（カタラーゼ）、GPO（グルタチオンペルオキシダーゼ）があります。

後者には、βカロテン、ビタミンC、ビタミンE、セレニウムなどのビタミン・ミネラル類や、赤ワインなどに含まれるポリフェノール、お茶に含まれるカテキン、トマトに含まれるリコピン、大豆に多く含まれるイソフラボンなどがあります。なお、これらの中には、SODと同様の働きをするものもあります。当然、ここにはCoQ10も含まれます。

ビタミン・ミネラル類などの抗酸化物質は、基本的に食品に含まれているものです。したがって、普段からバランスのよい食事をしていれば問題ないと思われます。しかし、普段の食事では不十分とする説もあります。

ビタミン・ミネラルを多く含む食品は野菜や果物類です。しかし、これらの食品の栄養価が以前と比較して著しく減っているそうです。

科学技術庁の日本食品標準成分表で、たとえばホウレンソウの項を見ると、一九五〇年のビタミンCと鉄分はそれぞれ一五〇ミリグラム、一三ミリグラムだったのに対し、二〇〇〇年では三五ミリグラム、二ミリグラムと激減しています。やせた土壌、農薬散布、失われた旬など原因はさまざまあるのでしょう。もし、以前のような栄養価を摂取しようと思えば、それこそ二倍量、三倍量を食べなければなりません。しかしそれは現実的ではありません。そんなことをすれば、間違いなくカロリーオーバーとなり肥満となるでしょう。

そうした現状を受け、サプリメント摂取により足りない栄養分を補給するようになってきているわけです。

ライフスタイルの改造で若返る

サプリメントは万能ではありません。薬ではないので、「〇×を摂ったからどこそこに効く」というものではありません。抗酸化サプリメントに関しても、それらを摂取したからすぐに活性酸素の害から逃れられ若返る、というわけでもありません。

サプリメント摂取は、あくまでアンチエイジング医学を構成するひとつの柱でしかありません。ここのところは重要です。

わが国でアンチエイジング医学の普及・啓発を行っている日本抗加齢医学会(http://www.anti-aging.gr.jp/)では、サプリメント摂取は「第三ステップ」に位置づけています。

第一ステップは「知識の増大」で、老化の原因は何かなどについて理解を深めること、としています。これはいままでこの本で解説してきました。

第二ステップは「ライフスタイルの改造」です。実はこれが最も重要で、生活習慣の改善なくして若返りは望めません。簡単に紹介します。

【呼吸に注意を払う】体に十分な酸素を取り入れるように心がける。できれば簡単なものでいいから本などを見て呼吸法を実践。

【水をよく飲む】一日に体重の三〇分の一の水を飲むように工夫する。

【食事に注意を払う】高タンパク、高繊維を心がけ、「グリセミック・インデックス＝GI値(その食物が血糖値を上げる高さの指標)」に注意を払った食事を実践する。なるべく血糖値を上げない食物を摂るのが理想的。話題のインシュリンダイエットはこの理論がもとになっている。

【運動を生活に組み込む】ストレッチ、エアロビクス、筋力トレーニングの三つのプログ

図17　日本食品標準成分表にみる野菜の栄養価の変化

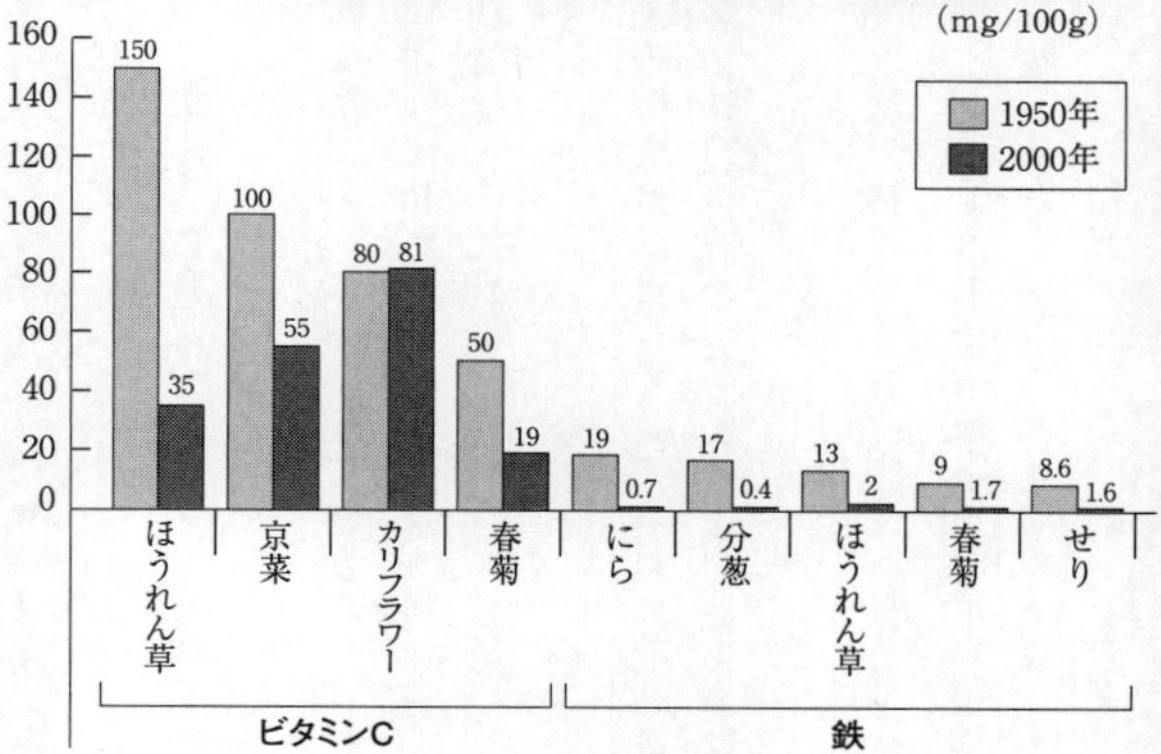

ラムを生活の中に取り入れる。

【快適睡眠を心がける】一日に七〜八時間を目安に質の高い睡眠を確保する。

【ストレスマネジメント】自分なりのストレスマネジメントを考え、笑いを増やし、快適な生活を選択する。

このステップの後がサプリメント摂取となります。確かに、サプリメント摂取は手軽で取り組みやすいものですが、それ単独では十分な効果が期待できないのです。

正しいサプリメント情報を得るために

サプリメントは難しい、と感じている人も多いでしょう。そもそも日本ではサプリメントの厳密な定義はありません。ですから、ビタミン・ミネラル類も、ハーブ類も、怪しげなダイエット食品も、みなサプリメントと言えばサプリメントです。ここに難しさがあります。

厚生労働省は食品を以下のように分類しています。

「医薬品（医薬部外品を含む）」「特定保健用食品」「栄養機能食品」「一般食品」です。

医薬品はいわゆるお薬ですから、特に説明は不要でしょう。

二番目の特定保健用食品は、カテキン入りのお茶などが有名です。「血糖値が気になり始めた方へ」などの商品コピーで売られています。ただし「糖尿病に効果あり」とは謳《うた》えません。

栄養機能食品として認められているのは、ビタミン一二種、鉄、カルシウム、銅、マグネシウム、亜鉛です。不足しがちな栄養素の補給を目的としています。いわゆるビタミン・ミネラル類のサプリメントがここに入ります。

問題は最後の一般食品です。他の三つは審査制のため、栄養成分表示や注意喚起表示が義務づけられていますが、一般食品に関してはそれがありません。したがって、以前大きな問題となった中国のダイエット食品などが登場してしまうのです。不法医薬品が配合されていたにもかかわらず、そのまま流通してしまったため、多くの方が肝炎を患い、死亡例もあったあの事件です。

図18　保健機能食品・特定保健用食品

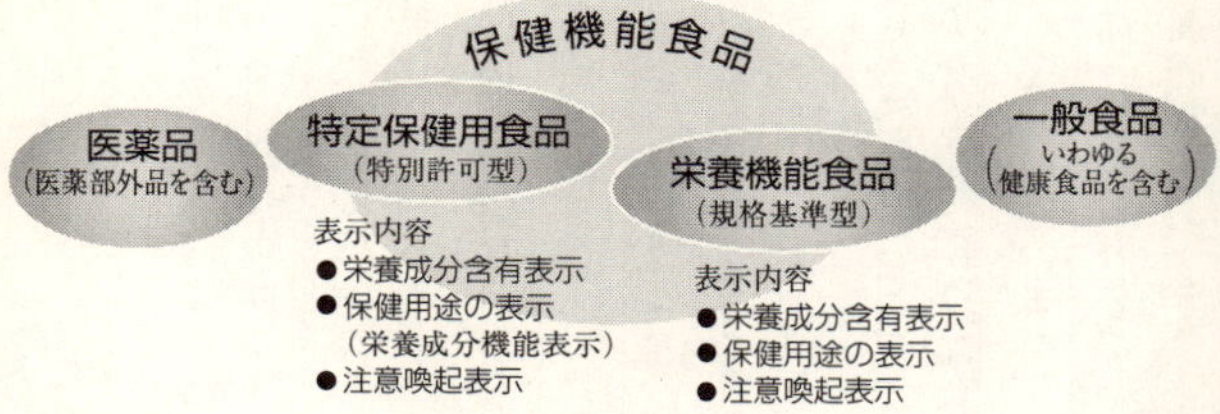

医薬品		医薬品とは次に掲げるものをいう。1.日本薬局法に収載されている物　2.人または動物の疾病の診断、治療または予防に使用されることが目的とされている物　3.人または動物の身体の構造または機能に影響を及ぼすことを目的とされている物。医薬品は、使用目的により医療用医薬品と一般用医薬品に区分される。効能効果の表示。
医薬部外品		医薬部外品とは薬事法で定義されているもので、その販売は薬局・薬店（医薬品の一般販売業、薬種商販売業）に限らず、コンビニその他でも行うことができる。下記の（イ）に掲げることが目的とされており、かつ、人体に対する作用が緩和な物であって器具器械でないもの、及び（ロ）の厚生労働大臣が指定する物をいう。 （イ）法律で規定する医薬部外品 （ロ）厚生労働大臣が指定する医薬部外品
保健機能食品	**特定保健用食品**	特定保特定の保健の目的が期待できることを表示した食品であり、身体の生理学的機能などに影響を与える保健機能成分（関与成分）を含んでいる。有効性や安全性の審査及び国から個別に許可を受けており、「特定保健用食品」のマークを掲載して販売する。
	栄養機能食品	身体の健全な成長、発達、健康の維持に必要な栄養成分の補給・補完を目的とした食品であり、一日あたりの摂取目安量に含まれる当該栄養成分量が上・下限値の範囲内にある必要がある。栄養機能表示だけでなく注意喚起表示等も表示する必要がある。販売に国への許可申請や届出は必要ない。
一般食品		いわゆる一般の食品で、健康食品も含む。

正しい情報がないのに健康食品を利用するのはリスクが伴います。たとえば、カニ由来のキチン・キトサン。ドライマウスの患者さんがこれを常用して、口の中がただれて、さらに症状が悪化したという例もありました。甲殻類アレルギーだったにもかかわらず、自分が摂っている健康食品がカニから作られていたことをご存じでなかったのです。たまたま例としてキチン・キトサンを出しましたが、こうしたトラブルは他にもたくさんあるようです。

正しい情報が少ない、というのが現状なのです。とは言え、正しい情報を入手する方法はあります。

独立行政法人国立健康・栄養研究所は「『健康食品』の安全性・有効性情報」というウェブサイト（http://hfnet.nih.go.jp/main.php）を開設しています。また、厚生労働省は「食品安全情報」というウェブサイト（http://www.mhlw.go.jp/topics/bukyoku/iyaku/syoku-anzen/index.html）を持っています。

アメリカでは、ＦＤＡ（食品医薬品局）が「効果のあるサプリメントトランキング」というサイトを開いています。ここではサプリメントの効果の度合いをエビデンスに基づき、四段階に分けて公表しています。実際に売れているサプリメントは、効果の高いものばかりだと言います。一方、日本はどうでしょうか。エビデンスが十分で効果の高いものばかりが売れているとは思えません。

エビデンスに乏しく得体の知れない健康食品の害に合わないために、こうした情報を活用していただきたいと思います。

「ドクターズ・サプリ」時代の到来

テレビ、雑誌、新聞などでは、健康食品の記事・広告がない日はありません。消費者にしてみれば、たくさん目にするものは優れたもの、と考えてしまっても無理はありません。そもそも日本では、純粋な医学的観点からサプリメントが利用されている例は極めて少ないのが実状です。本来、サプリメントというのは、病気の予防や治療のために、身近に入手しやすいものとして存在すべきです。ここは、私たち医療を提供する側にも大きな問題があると言えるでしょう。

そもそもこれまでの医療界では、サプリメントを「代替医療」として扱ってきました。代替医療とは、大ざっぱに言えば民間療法のことです。漢方やハリ・指圧、マッサージ、アロマテラピーなどもここに含まれます。

こうした医療は西洋医学に携わる人間にとっては、決して味方ではなく、どちらかといえば敵です。したがって、積極的に取り組む医療人は極めて少なかったというのがこれまででした。しかしながら、国民皆保険がそろそろ立ちゆかなくなり、「予防医療」が大きくクローズアップされる現在、代替医療が大きな役割を担う時代となっています。

そう考えれば、サプリメントも医療の専門家が担わなければなりません。その人に合ったサプリメントというのは、実はそう簡単にわかるものではありません。現状では、素材や症状だけから機械的に考えて選んでいますが、実は十分足りている栄養素を摂りすぎている可能性やその逆の可能性も潜んでいるのです。一口に「抗酸化物質」といっても、CoQ10が足りない人もいれば、ビタミンCが足りない人もいる。本当に必要なものだけを理想的な量摂るためには、それなりの検査等が必要です。

そうした中、注目を集めるであろうものは「サプリメント・ドック」や「ドクターズ・サプリメント」でしょう。

血液等の検査やライフスタイルチェックなどを行うことで、その人に必要なサプリメントを特定していくのです。

実際、こうした試みはいくつかの施設でも行われており、今後ますます増えていくことが予想されています。

第6章

食べ物とアンチエイジング

魚を食べると体に悪い？

口の最も重要な機能は「食べる」ことです。この章では、何を食べるか、について取り上げます。とりわけ、普段食べている食べ物のリスクの話をしたいと思います。

人が生命を存続させるためには栄養が必要で、その栄養は主に食事から摂取しています。栄養には五大栄養素があり、それらは、炭水化物（糖質）、タンパク質、脂質、ビタミン、ミネラル（無機質）の五つです。

ミネラルの必要量はごくわずかですが、体の成長や維持に必須の栄養素です。ミネラルとはそもそも水や土壌などに存在しています。

鉄、亜鉛、銅、コバルト、マンガン、クロム、モリブデンなどの金属は人体に必要なミネラルで、不足状態に陥ると味覚異常や貧血などの病気が発症します。

ところで現代社会は日本に限らず、世界中で大気汚染、土壌汚染、食物汚染などの環境汚染問題を抱えています。これらの環境汚染の主役は、重金属です。アルミニウムやマグネシウム、チタンなどの比重の小さい軽金属に対して、重金属とは、金や銀や銅など、比重が4～5以上の金属の総称です。

重金属は毒性が強いものが多く、微量であっても繰り返し摂取した場合、体内で蓄積され、人体に有害となります。公害病として知られている水俣病は有機水銀中毒、また、イタイイタイ病はカドミウム中毒が原因でした。環境汚染で問題となる重金属には、ほかに鉛、ヒ素などもあります。

私たちは、常に汚染された空気と水分を摂取し、汚染された土壌で栽培された穀物、野菜果物を、汚染された海や川で生息し食物連鎖した魚介類を体内に取り込んでいるのです。それらに含まれている重金属はたとえ微量であっても繰り返し摂取されることで蓄積され人体に影響を及ぼします。

一年ほど前でしょうか、「妊婦は胎児への影響を考慮しキンメダイ等の魚の摂取量を控えるように」と国からの注意事項が発表されました。その後、「マグロに関しても同様のことを見直す方向」との内容が発表されました。

注意が必要とされている魚はすべて食物連鎖により生き残った大きな魚です。

食物連鎖とは、何でしょうか。たとえば、農作物の場合、重金属を含んだ雨が田畑に流れ込み、農作物は根から重金属を吸い上げ、牛は重金属入りの草を食べ、そして重金属入りの牛乳やバターができ、人間は重金属入りの農作物を食べるというこの関係を食物連鎖というのです。これが海の場合、魚の中に含まれている重金属が水銀なのです。

アメリカのレストランに行くと、入り口に必ずと言っていいほど「マグロは水銀を多く含んでおり、それを食べることは健康へのリスクがあります」といった警告文が掲出されています。いかにもアメリカらしい感じですが、いずれにしても魚を食べることとひとつをとってもそれなりのリスクが伴うのだと知っておいたほうがよさそうです。

現代人に進む重金属汚染

健康へのリスクを伴う水銀は重金属です。ところが重金属と一口に言っても、人体に必要不可欠なものもあるのです。

それらは、さきほどミネラルとして紹介した鉄、銅、亜鉛、マンガン、マグネシウム、カルシウムなどです。鉄が不足すると貧血を起こしやすくなるというように、これらが不足すると、体に不具合を起こしてしまいます。

逆にまったく不必要な百害あって一利もない重金属が、水銀、鉛、カドミウム、ヒ素、アルミニウム、スズといったものです。ところが私たちの体は、こうした不必要な重金属までも体内に取り込んでしまっているのです。

現代社会は、重金属汚染のリスクが極めて高い社会になっています。海の水銀汚染のことは前に触れましたが、もうひとつ鉛汚染についてお話しします。

もともと鉛中毒は炭鉱労働者や工場労働者に多いとされてきた病気でした。鉛により神経系が冒され、急性の場合死に至ることもあります。下痢、嘔吐、緑や黒の異常便、呼吸困難、神経麻痺などの症状を持っています。慢性では、貧血、疝痛《せんつう》、歯ぐきの変色、便秘、神経麻痺などが表れます。現在ではこうした鉛中毒のひどい例はあまりないようですが、それでも少なからず鉛汚染が進んでいるのです。大気汚染や鉛の水道管などが大きな原因です。また、絵の具やワインのホイル蓋なども鉛が使われていますからこれも病気の原因になります。

森に棲む希少動物のワシやシカ、キツネなどがかなり鉛汚染の被害を受けていることが報告されています。原因は人間が狩猟で使う鉛の散弾です。鉛の銃弾を餌と間違って食べてしまったり、餌として食べた小動物の体内に鉛がたまっていたりするからです。

釣りで使用する錘《おもり》も、鉛でできています。魚が針と一緒に鉛を飲み込むケースもよくあるので、こうして考えると、私たちは鉛に汚染された魚を食べている可能性もあるわけです。

鉛汚染は、人間の子どもに対して影響が深刻だと言われており、子どもの知的能力に深く関係するという報告もあります。自動車の排気ガスの長年の蓄積で、公園の土砂はかなり鉛に汚染されています。

鉛や水銀などの重金属が体に害を及ぼすのは、人体の酵素がうまく働かなくなるからです。人間の体には何千もの酵素があり、それぞれの酵素はたいていひとつの重金属を抱えています。亜鉛ひとつとっても、結合する酵素は三〇〇種類とも言われています。ところが、不要な重金属が入ってくると、本来結合すべき金属と置き換わってしまうのです。こうなれば酵素の働きが止まってしまい、さまざまな障害が出てくるとされています。

歯の詰め物でも汚染される

マグロなどの魚の水銀汚染について述べましたが、アンチエイジングの立場から、本書で詳しく言及したいのは、アマルガムについてです。

アマルガムとは、水銀と他金属の合金を意味しています。語源はギリシア語の「やわらかい物質」に由来しています。

アマルガムは歯の詰め物として長年使用されてきました。成分の五五パーセントが水銀の合金で、水銀と銀、スズ、銅などを錬和《れんわ》し硬化させて、歯の充填用として使用します。虫歯の部分に銀色の詰め物をしてあるのを見たことがありませんか。あれがアマルガムで、健康保険が適用され、かつては広く使用されていました。歯科用の水銀は無機水銀が使用されていますが、メチル化されると、水俣病の原因となった有害な有機水銀となってしまいます。

図19　アマルガムのつめもの

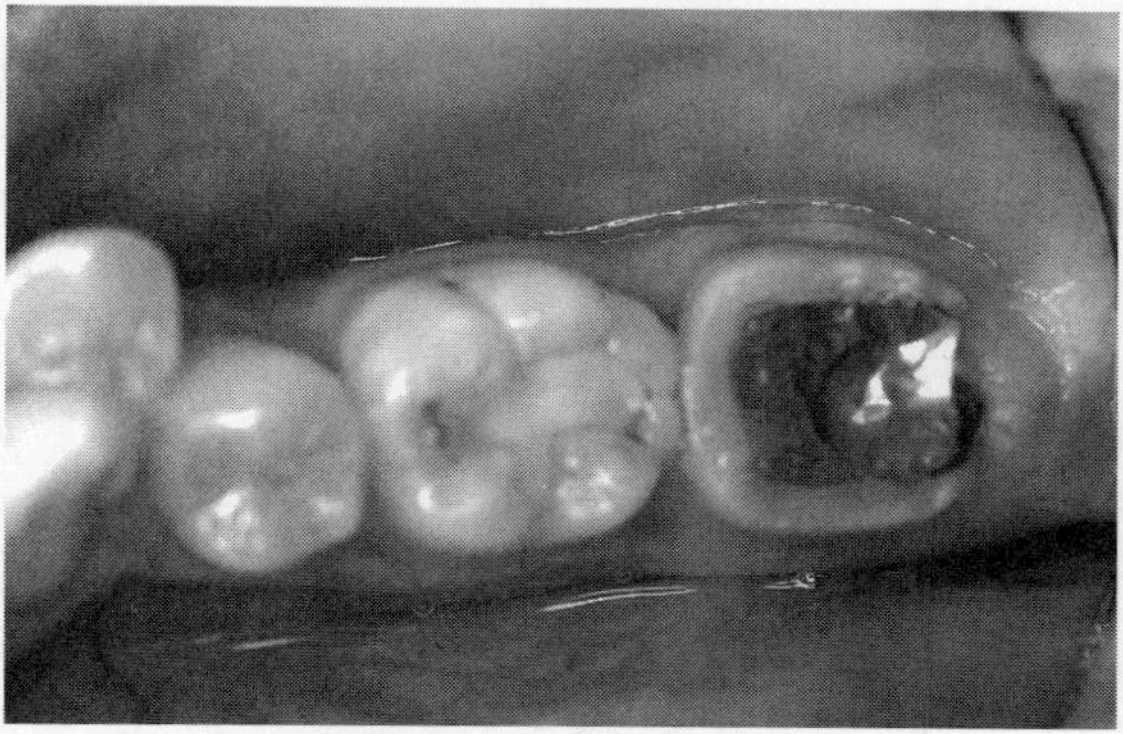

アマルガムは、口の中に入れる前はやわらかく、そして蒸発しやすい性質を持っています。やわらかいアマルガムは、虫歯を取り除いたところに圧力をかけながら少しずつ詰められ、次第に食事ができる硬さに変化していきます。

アマルガムを使用すると辺縁破損が起こりやすく、二次カリエス（虫歯）の発症頻度が高くなります。いまでは人体と環境への影響を懸念して、歯の治療にアマルガムの使用を中止する歯科医院が増えてきました。

とはいえ、かつての虫歯の治療で歯にアマルガムが充填されている人はたいへんな数に上ると思われます。

アマルガムに含まれる水銀は、吸入により肺に入ります。そしてその約九〇パーセントが体内に移行します。消化管、肺などいろいろな経路を経て体内に吸収された水銀は、さまざまな臓器に分布しています。

歯にアマルガムを充填したラットで水銀量の臓器分布を調べると血液、腎臓、肺、毛髪や爪などに分布することがわかっています。

アマルガムを詰めていても、そこから水銀蒸気あるいは水銀イオンが溶出する量は微量であるため、急性水銀中毒あるいは慢性水銀中毒を生ずることはないとこれまで考えられてきました。

重金属汚染による深刻な中毒の発症率は非常に少なく、普通はそれほど心配する必要はありません。

しかし、水銀は微量で水銀過敏症を生ずる性質があります。実際、アマルガムによる水銀アレルギーについて多数の症例が報告されています。症状としては口腔内の浮腫、潰瘍、口腔以外では湿疹、皮膚炎などです。

水銀過敏症は、水銀蒸気が比較的大量に発生する際に起こります。歯の詰め物としてアマルガムを充填したときや詰め物を取り出すアマルガム充填除去時です。

日本人健常者のアマルガム成分金属に対する感作《かんさ》陽性率（何らかの障害を受ける確率）は水銀一一・一パーセント、スズ六・三パーセント、銅一・〇パーセント、銀〇・一パーセントとなっています。

水銀過敏症は金属アレルギーの一種です。特にアマルガムは口腔粘膜や歯肉に常時接触しているため、アレルギーの原因になることも知られています。

金属アレルギーは発疹・痒《かゆ》みを伴う皮膚炎、関節痛などの症状を持っています。アレルギーですので、一度生じてしまうと、長年悩まされることが多いのが特徴です。

アレルギーの原因となる金属は、水銀の他にも、ニッケル、クロム、コバルト、パラジウム、銅、などがあります。これらは普段の生活環境に広く存在していて、皮革、セメント、砂、消毒薬、予防接種薬など、見た目では金属に見えない物にも入っています。アレルギーが起こるのがアクセサリーなどが原因であれば即刻身に着けるのを中止します。歯の詰め物に含まれていれば、やはり除去するのが賢明です。

歯科治療に使用されている金属には、水銀のほかに、パラジウム、クロム、鉄、コバルト、マンガン、ニッケル、亜鉛、銅、白金（プラチナ）、金、銀などの合金が使用されています。この中で貴金属は、人体に影響を及ぼすことが少ないとされていますが、高価なために、非貴金属との合金が使用されることもあります。

重金属汚染度の検査方法

水銀の害についてもう少し言及しておきましょう。

水銀は、胎盤および血液脳関門を通過する性質があるため、胎児および脳にも存在するとされています。アマルガムを装塡した妊娠中のヒツジの胎児の血中には、母体の血中より高濃度の水銀が見つかったことも報告されています。

また動物実験では水銀に催奇形性、つまり妊娠のある時期に服用すると障害を誘発する可能性のあることも報告されています。妊娠したラットを水銀気中濃度五〇〇μg／㎥（日本産業衛生学会許容濃度の一〇倍）で、一〇〜二〇日間飼育すると胎仔の流産率が増すこと、また少数の胎仔（一一五匹中二匹）に異常が見られたそうです。水銀気中濃度を上昇させると胎仔の流産率が増大することも報告されています。

水銀と接触する機会の多い女性の歯科技工士など歯科医療従事者は、月経の異常（性周期異常）、流産、胎児異常の発現率が高いことがポーランドの研究者により報告されています。また、スウェーデンで行われた疫学調査では、アマルガム修復治療頻度と生殖毒性発生頻度について相関性が見られたという報告もありました。その結果、女性への影響を危惧して、婦人への使用を禁止している国もあるのが、水銀という重金属です。

図20　筆者の毛髪検査結果

有害ミネラル

人体に対して悪影響を及ぼすとされている有害ミネラルの測定値です。高い数値を示した場合には対処が必要です。

元素名	基準範囲（ppb）	測定値（ppb）	低レベル	中レベル	高レベル
ⓐ Be ベリリウム	0.23〜1.14	0.10			
ⓑ Cd カドミウム	6.50〜29.50	18.65			
ⓒ Hg 水銀	1740.00〜6180.00	11950.00			
ⓓ Al アルミニウム	1560.00〜8870.00	1564.00			
ⓔ Pb 鉛	208.00〜1510.00	262.90			
ⓕ As 砒素	30.00〜89.00	35.82			

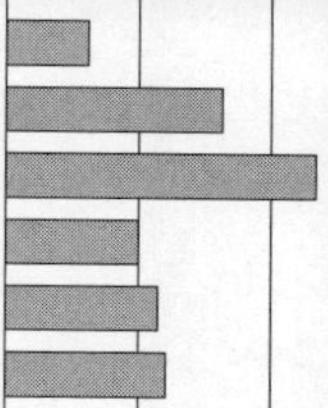

自分の体でどれくらい重金属汚染が進んでいるかを知るには、毛髪分析という方法で調べることができます。

これは体内の有害ミネラルの蓄積度を推測する検査です。食事などの影響を受けやすい血液よりも、毛髪のほうが、体内の水銀、鉛、ヒ素などの有害ミネラルの蓄積をよりよく反映することが知られています。この検査では、必須ミネラルの過不足をもチェックできるので、毛髪ミネラル検査は有害金属汚染検査としても有効だと考えられています。

検査に使用するのは、毛穴から伸びたばかりの毛髪一五〇本程度です。ヒトの毛髪は何万本もありますし、たくさん使用するわけではないので、髪に負担はありません。血液検査とは違い、注射を使うこともないので、恐怖感や痛みもありません。この毛髪分析は、重金属の蓄積度の測定のみならず、人間に必要な必須ミネラルの過不足も確認することができます。この結果により、食生活の改善や適切なサプリメント摂取を指導することができるようになります。

前ページの表で示したのは、筆者の毛髪分析の結果です。歯にアマルガムのつめものはないのに、水銀が高レベルになっています。魚をよく摂る食生活の影響も考えられます。

不要な重金属を体外に排出するには

重金属汚染による深刻な中毒の発症率は非常に少なく、普通はそれほど心配する必要はありません。しかしながら、不要な重金属は科学的に不安定なフリーラジカルの発生を助長するため、老化のスピードを速めてしまう可能性があります。そのためにはなるべく重金属を体内から除去する必要があります。前述した歯科用金属が原因と考えられる場合はそれを除去し、害の少ない金属、またはメタルフリー（金属を使用しない）のセラミック（陶剤）に入れ替える事も必要ですが、体内に蓄積した重金属の排出にはいわゆる体内浄化、キレーションという方法があります。

キレーションとは、体の中に含まれる好ましくない金属類（鉛、水銀、カドミウムなど）を取り除いていくことです。

キレーションにはさまざまな方法があります。たくさん水を飲んで、尿として排泄する。食物繊維を多く食し、便として排泄する。たくさん汗をかくという方法もあります。さらに進んだキレーションとして、点滴によるキレーション療法があります。これはキレート結合により、金属を体外に排出させる治療法です。キレートとはアミノ酸やタンパク分子が金属を挟み取って対外へ排泄する反応を意味します。キレート剤には一般に、鉛中毒にEDTA、水銀・ヒ素中毒にDMSA、DMPSなどがあります。

EDTAはエチレンジアミン四酢酸と呼ばれる合成アミノ酸で、もとは機械にたまったミネラルを取り除く工業用キレート剤として一九三〇年に開発されたものです。また保存料として食品にも使われています。ミネラルと結合して食品の劣化を防ぎ、冷凍野菜の変色を防ぐ役割を持っています。

一九五〇年頃から鉛中毒の治療や血液中のカルシウム濃度の高い患者さんへの治療として使われ、現在でも鉛中毒の治療としては保険で認可されています。EDTAキレーション療法は、五〇年以上の歴史がある治療法で、この治療の最先端を行くアメリカでは二〇〇二年までに年間約八〇万件のキレーション治療が行われているそうです。

EDTAキレーション療法は、溶液を数時間かけて静脈に点滴して行います。週に一〜三回のペースで二〇〜三〇回行います。

DMSAは自閉症の子ども（水銀量との関連が示唆されている）に使用されている報告があり、経口投与によるキレート剤です。

一九五〇年代にロシア、日本、中国で経口投与による重金属解毒剤として使用された歴史があり、水溶性で無毒とされ、便や尿に排泄を促す作用をもつことから、重金属キレーションとして確立された方法となっています。

キレーション療法を行うと重金属だけでなく必須ミネラルも体外に排出されるため、必要な栄養素をサプリメントで補う必要があります。

可能性を秘めるキレーション療法

キレーション療法は、単に重金属を体外に排出するだけではなく、さまざまな病気の予防と治療に効果があると期待されています。

たとえば過剰な鉄やカルシウムを除去することで、動脈硬化の予防・治療に。また狭心症や心筋梗塞など心臓の冠状動脈の閉塞が原因の病気も、キレーション療法で予防治療効果があると報告されています。キレーション療法は、血液を固まりにくくする作用があるので、血管の関係する病気に効果があり、血管の若さを保ってくれると期待されているのです。

キレーション療法に関しては、確固たるエビデンスがまだ十分でないのが実状です。また、数ヵ月続けても、まったく効果がないケースも見られるようです。

そんな中、二〇〇三年、アメリカのNIH（国立衛生研究所）が日本円で約三〇億円を投じて、キレーション治療に関する大々的な臨床試験を開始しました。NIHは世界最大の研究組織として知られています。研究内容は「キレーション点滴の心臓疾患に対する治療効果」。アメリカ医学界も本腰を入れて、キレーション療法に取り組む姿勢を見せたことで、期待する医療関係者も多いようです。

キレーション療法を体験できる施設は日本ではまだ限られていますが、今後複数の施設がこの療法に乗り出してくる可能性は高いと思われます。

カロリー制限と寿命の関係

食べ物とアンチエイジングについてお話ししてきましたが、「カロリー制限が寿命を延ばす」というアンチエイジング医学の最先端トピックをご紹介しましょう。カロリーを制限する、とは食事の量を減らす、ということです。

動物実験では、七〇年以上も前に知られていたことでした。餌を三割から四割減らされたラットやマウスは寿命が明らかに延びるのです。また、低カロリーの餌で飼育されたマウスにも寿命延長が認められ、さらには神経変性やガンといった老化に伴う病気にもかかりにくくなったのです。熱や有毒化学薬品などのストレスに対する抵抗性も増加したことが明らかとなっています。

カロリー制限による寿命延長効果がラットやマウスで認められて以来、そのほかの生物でも同様の実験が行われました。出芽酵母、線虫、ショウジョウバエ、イヌ、アカゲザルなどです。やはりすべてで寿命延長効果が観察されています。

とりわけ、サルを使った研究では、同じ霊長類として人間との深い関係性が予測されます。サルは人間と同様長寿のため、研究完了までまだ年月がかかりますが、カロリー制限を行ったサルは、体脂肪が減少し血中脂質レベルと血圧が低下し、血糖値やインシュリンレベルの改善が見られています。

最近の研究では、体内脂肪の量が少ない動物ほど長生きする傾向にあることも明らかになりつつあります。

人間においても、公的機関によって試験が開始されており、いずれその結果が発表されることでしょう。カロリー制限が長寿につながることを知っている人の中には、実際にカロリー制限を試している人も欧米では多くいるようです。

カロリー制限の効果は、一日あたりのカロリー摂取量と相関し、食べ物の種類、成分とはあまり関係ないと言われています（ただし、ビタミン・ミネラル類の必須栄養素を欠かしてはいけませんが）。

動物実験では、自由に食べ物を摂取しているときの五割から七割程度もカロリー制限する必要があるとされています。これを私たちに当てはめると、毎日の食事を半分に減らすか、完全に一食分抜かねばならないことになります。人間は欲望の動物です。このように極端なカロリー制限をしながら生活していくのはなかなか難しいものです。では、どうすればいいのか。カロリー制限模倣薬という存在がクローズアップされています。これについては、少し後で述べることにします。

なぜカロリー制限が寿命を延ばすのか

カロリー制限がなぜ寿命延長につながるのかについては、「生物は食物が足りない時期には繁殖しにくいため、種の保存のために食物が十分に存在する時期まで寿命を延ばそうとする」というとらえ方がされています。クマなどの冬眠も、この理論に当てはまると言えるでしょう。

もう少しサイエンティフィックな仮説も紹介しておきましょう。

人間を含めて動物は、多くの食物を食べます。食物を処理するため、食べてから排泄までは、多くの酸素を必要とします。体重当たりに換算してたくさん食べる動物は、エネルギー消費率も高く、寿命が短いことがわかっています。

カロリー制限により代謝すべき食物が少なくなれば、消費酸素量が少なくてすみ、老化をもたらす最大の要因であるフリーラジカルの発生量も減ります。

フリーラジカルを消去する効果があるフリーラジカルスカベンジャー（消去剤）が開発されてきました。その代表にSOD（スーパーオキサイドディスムターゼ）があります。ショウジョウバエや酵母を使った実験では、SODを過剰に発現させると、寿命が明らかに延びることも報告されています。

カロリーを制限するとなぜ長寿になるのかについてのメカニズムの説明には、別説もあります。たくさん食べなければインシュリンやIGF（インシュリン様成長因子）、グルコースの過剰な産生が抑えられるためだというのです。

いま流行の「低インシュリンダイエット」を用いながら、この説を検証します。

低インシュリンダイエットとは、インシュリン分泌を低く抑える食品を摂取することで、血糖値を低く保つダイエット法です。インシュリンには、血中の糖がエネルギーとして消費されるのを促進する働きと、消費されずに残った糖を脂肪細胞に運んで蓄えさせる働きがあります。

インシュリンの分泌量を低く抑えることができれば、糖が脂肪細胞に運ばれにくくなり、なおかつ脂肪細胞からエネルギーを引き出して消費させる物質の分泌も促されます。インシュリンの分泌が多くなると、血糖値が上昇します。これが長期的に続けば、糖尿病という怖い病気を患ってしまいます。

低インシュリンダイエットを行う際の指標となるのがGI値（グライセミックインデックス）です。ブドウ糖の血糖上昇率を一〇〇としています。なるべくこの値が低いものを食べることで、インシュリン分泌を抑えるわけです。同じ麺類でもうどんよりそば、パンなら食パンよりライ麦パン、といった具合です。糖分は摂ってはいけないものとして考えられており、アンチエイジング医学の世界でも、糖分は若返りの最大の敵として、完全な悪者となっています。

カロリー制限を行えば、必然的にインシュリン分泌を抑えられます。さらに糖尿病のリスクも減るため、長寿の可能性が高くなります。

健康長寿のためには、病気にかからないということが何より大事です。

日本人の死因の上位を占める病気は、心筋梗塞や脳梗塞ですが、これらはいずれも動脈硬化によって引き起こされます。

動脈硬化を促進するのは、肥満・高血圧・糖尿病・高脂血症の四つで、この四つが揃うと、これらの病気をひとつも患っていない人に比べて、心筋梗塞を発病する危険性がおよそ三五倍にも上がることがわかりました。これを「メタボリック・シンドローム」、死の四重奏と呼ばれています。

以前はメタボリック・シンドロームを構成する四つはそれぞれ独立した病気だと考えられていましたが、実は根本は同じだということが最近になってわかってきました。問題なのは内臓周辺に過剰につく「内臓脂肪」だというのです。

脂肪細胞からは生活習慣病の誘因となる生理活性物質が分泌されることがわかってきました。特にそれは皮下脂肪より内臓脂肪から多く分泌されるのです。

内臓脂肪がついてしまわないように肥満を予防することで、死に至る病気のリスクをぐんと減らすことができるのです。カロリー制限の効用がここにもあるのです。

研究進むカロリー制限模倣薬

酵母を使った研究では「Sir2」という遺伝子が発見され、話題を呼びました。酵母と線虫の老化・寿命は、このSir2の発現量、活性の度合いによってコントロールされていることが明らかとなったのです。このSir2はインシュリンやIGF（インシュリン様成長因子）との深い関係も指摘されており、研究が進められています。

哺乳類のＳｉｒ２にあたるのがＳＩＲＴ１という遺伝子です。ＳＩＲＴ１はマウスの摂取カロリー量を検知し、それに応じて燃焼すべき脂肪の量を調節していることが報告されています。したがって「ＳＩＲＴ１は老化や寿命に深く関係する遺伝子だ」ということが言えます。

ここで世界中の研究者たちは考えます。「ＳＩＲＴ１を活性化する薬を開発できれば、厳しいカロリー制限をしなくても長寿が可能になる」と。

最近、英国の権威ある科学雑誌『ＮＡＴＵＲＥ』に以下のような論文が発表され話題を呼びました。

赤ワインに含まれるポリフェノール類のひとつ「レスベラトロール」がＳＩＲＴ１を活性化させる、というものです。通常、酵母は約二五回の細胞分裂による増殖の後に死滅しますが、レスベラトロールを添加した酵母は、この増殖の回数が一五回（七割増し）も多く、またショウジョウバエでは通常一ヵ月の寿命が一〇日延びたという結果が得られたのです。

赤ワインをよく飲むフランスでは、心筋梗塞などの病気にかかる確率が低いことが知られています（「フレンチ・パラドックス」）。どうやら赤ワインに含まれるポリフェノールは多大なる可能性を秘めた物質だということで大きな話題になったのでした。

現在、SIRT1の活性を上昇させる薬剤の研究開発が進められています。ガン、関節炎、自己免疫疾患などあらゆる疾患の治療に効果が期待されています。

なぜカロリー制限が長寿につながるかについては、ここまで見てきた通り、さまざまな説があります。それぞれの説に伴い、カロリー制限模倣剤も研究開発が行われています。それぞれの説には賛否両論あり、現在研究の真っ只中でもあり、結論が出るのはもう少し先になるでしょう。しかしこの研究の成果には、人間の未来を変えてしまうのではないかと大きな期待が寄せられているのです。

一〇〇歳まで生きられる長寿遺伝子

百寿者（centenarian）という言葉をご存じですか。長生きして文字通り、一〇〇歳（近く）まで生きる極端に長い余命を持つ人々を指した言葉です。百寿者では、そのきょうだいもまた、超高齢者である割合が高いことが知られています。

日本で百寿者がよく出現する地域に沖縄があります。長生きの原因として、その風土が温暖でストレスが少なく、食べ物にも恵まれているという、環境要因がよく言われますが、果たしてそれだけで一〇〇歳まで生きられるものなのでしょうか。やはり遺伝による要因も大きいはずです。

長寿を全うするための大前提は病気にかかりにくいことが挙げられます。百寿者を調べたある研究では、多くの百寿者が心臓病やアルツハイマー病に関連する、あるタンパク質を持っていないことが報告されています。また、百寿者のかなりの割合が、心臓疾患や脳血管障害を八〇歳になるまで発症しないことが報告されています。

百寿者の細胞に含まれる染色体（ゲノム）を解析したところ、明らかに一般人と異なる遺伝子変異が見つかったことも報告され、「これこそ〝長寿遺伝子〟だ」と話題を呼んでいます。

百寿者の子孫が長寿となる可能性が高いこともよく知られています。実際、百寿者の子どもを調べると、心臓病、高血圧、糖尿病といった病気の罹患《りかん》率がどれも六割ほど一般の人より低いことがわかっています。やはり長寿は遺伝するのでしょう。

また、脂質を調べた研究では、百寿者の子どもでは、ＨＤＬ値が高く、ＬＤＬ値が低いことが明らかとなりました。ＨＤＬは善玉コレステロールと言われ、ＬＤＬは悪玉コレステロールと言われています。

男性と女性とでは平均寿命に差がありますが、百寿者の八割以上は女性です。なぜ女は男より長く生きるのか、これについてもいくつかの仮説があるので紹介しておきましょう。

ひとつめは、男性より女性のほうが老年期において生理学的に強い、というものです。

女性のほうが慢性的な疾患や障害と共存しやすい体質にあるというのです。病気を抱えても長生きしている女性の百寿者に対して、男性の百寿者は女性より少ないですが、病気と無縁なために長命だということがわかりました。

女性の長生きについては、女性ホルモンのひとつエストロゲンの存在も指摘されています。エストロゲンには強い抗酸化作用があるため、寿命の大敵フリーラジカルの害を受けにくいというわけです。

そのほか、女性は月経により、三〇〜四〇年間にわたり鉄不足だったということも有力視されています。閉経前の女性は、明らかに心臓病や脳卒中の発症率が低いことも知られています。

鉄は、その代謝副産物として、フリーラジカルの重要な触媒となっています。したがって、鉄不足はフリーラジカルの発生が抑制されると考えられているのです。また、鉄不足によって動脈硬化の因子であるＬＤＬの量が著しく減少することや、逆に鉄分の多い食事が心臓病のリスクを増大させることもわかっています。

「太く長く」生きる時代へ

生産的な老後（productive aging）という言葉があります。八〇歳、九〇歳になっても健康を維持し、仕事をしたりスポーツを楽しむなど、社会的活動をし続けたりする老後、といった意味です。

これを可能とするためには、ガンや高血圧、糖尿病といった生活習慣病から自由でなくてはなりません。毎日充実した生活をして、突然ぽっくり逝《い》く。言いかえれば、死ぬまで元気、「ピンピンコロリ」というのはひとつの理想です。寝たきりを望む人などいません。

日本は深刻な超高齢社会を迎えようとしています。二〇二五年には六五歳以上の老年人口が二八・七パーセント、二〇五〇年には三五・七パーセントにまで膨れ上がるとの予測がされています。一方、生産年齢（一五〜六四歳）は二〇二五年には五九・七パーセント、二〇五〇年は五三・六パーセントにまで減ると言われています。

「生産年齢」は六四歳までとなっていますが、今後の日本社会を考えれば、これでは立ち行かないのかもしれません。もう少し生産年齢の上限を上げてもいいのかもしれません。

「老後」のイメージが変わっていくことが必要です。いくつになっても病気知らずで、食べたいものを食べる。実年齢より一〇歳以上は若く見える。こんなポジティブなイメージです。

「パフォーマンスを下げてでも長生きしたい」「長生きをしなくてもいいから、高いパフォーマンスを続けながら生きたい」という二者択一の価値観から「高いパフォーマンスを保ちながら、なおかつ長生きする」という生き方の登場です。

そしてそういう生き方は、これまで検証してきた最先端のアンチエイジング医学の発展により、今後実現できる可能性は十分あると私は思っています。

第7章

アンチエイジング・クリニックの登場

だれでも、いくつになっても心も体も生き生きとしていて、人間として最高（オプティマル）の健康状態でありたいはずです。

そこで現在アメリカでは「オプティマル・ヘルス」（optimal health）という考え方が出てきています。オプティマル・ヘルスというのは、それぞれの年齢において心も体も最も生き生きとした「最善の健康」状態のことを意味します。

三〇代なら三〇代として最善の健康を維持し、四〇代は四〇代としてのベストの健康状態を目指すわけです。五〇代、六〇代、七〇代、八〇代、そして九〇代の人も同様です。

それぞれの年齢で健康の「偏差値」があるとすれば、「最善の健康」状態は、さしずめ偏差値七〇以上といったところでしょうか。

八〇代になったときに八〇代としての最高の健康状態を保つためには、そのずっと前二〇代、三〇代の若い頃から努力しなくてはなりません。高齢期は突然やってくるのではありません。若い頃の延長としてあるわけですから、高齢になっていきなり健康になろうとしても無理というものです。

オプティマル・ヘルスへの第一歩は、自分の体の現在の状態を知り健康状態を維持する対策をしっかり取っていくことです。これは結局、生産的な老後（productive aging）を送るための第一歩でもあります。

「自分の体は自分が一番よく知っている」といっても、客観的な健康の指標が必要になります。いくつになっても最高の健康状態を保っていることは、アンチエイジングの実現だとも言えます。

効率的にオプティマル・ヘルス、アンチエイジングを実現するためには、やはり専門家の助けが必要となるでしょう。「アンチエイジング・クリニック」は、その選択肢のひとつとなるものです。

最近になって、日本でもアンチエイジング・クリニックの開設が続いています。施設ごとにそのアプローチは若干の違いはありますが、最新の設備を揃えつつ、患者さんそれぞれにオーダーメードの医療を提供しようとしていることは共通しています。

アンチエイジング・クリニックでの医療の基本は、検査です。その人がどれくらい老化が進んでいるかを調べていきます。

血液検査や毛髪によるミネラル検査で重金属汚染を調べたり、ストレス検査なども行っていきます。目や筋肉の状態なども調べ、体のすみずみまで調べつくしていくのです。

そして、検査結果に基づき、専門の医師が生活指導や運動の指導などを通じて、問題点の改善を促していきます。

とにかく自分の体の状態を客観的に知ることが大切です。自分は健康で、これで大丈夫と思っていても、やはり検査の結果の数値化されたものを見せられ、それが予想を裏切っていれば、どんな人も危機感を抱くはずです。

歯科によるアンチエイジング・クリニック

私たちのグループでは、歯科によるアンチエイジング・クリニックの開設を目指して現在活動中です。これまで見てきたように、人間の体における「口の健康」は、生産的な老後（productive aging）を送る上でも非常に重要視されるべき分野です。口の健康を守る主役を担うのは、やはり歯科医を含めた歯科医療従事者です。

歯科によるアンチエイジング・クリニックの独自なものとして、唾液分泌の促進があります。その他には口腔粘膜採取による遺伝子診断があります。

人それぞれのオーダーメード医療を実現するためには、遺伝子診断は欠かせません。たとえば遺伝子診断によって、肥満になりやすいかどうか、などがわかるのです。同じ肥満でもいくつかタイプがあり、タイプの診断も可能となってきます。

肥満遺伝子には「リンゴ型」「洋ナシ型」「バナナ型」があるとされています。リンゴ型は、糖分を吸収しやすくお腹の周りに脂肪がつきやすいタイプです。内臓脂肪がつきやすいタイプとも言えます。洋ナシ型は下半身に脂肪がつきやすいタイプ、バナナ型は脂肪がつきにくく太りにくいタイプとなります。どのタイプの肥満なのか、遺伝子診断でわかるようになってきました。

こうしたことがわかれば、現在、そして将来、どんな食生活を送るべきかを指導することが可能となります。どんな栄養素を摂取すべきか、そのためにはどんなサプリメントが適しているのか、効果的な運動は何か。こうした具体的指導ができるようになるわけです。口腔粘膜による遺伝子診断のやり方は、綿棒で頬の裏側をこするだけの、非常に簡単なものです。侵襲性もなく、患者さんの負担はありません。この検査により、将来的にガンに罹患《りかん》する可能性、アルツハイマー病にかかる可能性などがある程度わかるのです。

遺伝子診断で未来を探る

遺伝子診断がきちんとできれば将来を予見することができるようになります。将来、病気にかかる危険性が高いことがわかるとしたら、自分の未来さえ変えてしまう医療だとも言えます。このことを逆手に取ることは可能です。予想される病気発病を避けたり、発病を遅らせるための努力ができるからです。ただぼんやりと生きているよりも、ずっとポジティブな生き方とは言えないでしょうか。

アルツハイマー病という病気では、遺伝子診断の研究が進んでいます。

この病気の原因は不明ですが、脳内でさまざまな変化が起こり、脳の神経細胞が急激に減ってしまい、脳が病的に萎縮して（小さくなって）高度の知能低下や人格の崩壊が起こる認知症（痴呆症）です。ゆっくりと発症し、徐々に悪化していきますが、初期の段階では運動麻痺や感覚障害などの神経症状は起きません。また、本人は病気だという自覚がないのが特徴です。

アルツハイマー病と深く関係している遺伝子にアポリポタンパクE（アポE）というものがわかっています。これには、E2型、E3型、E4型と三つのタイプがあり、E4型が最もアルツハイマー病を発病するリスクの高いものだとされています。

両親のどちらかにこの遺伝子があるだけで、アルツハイマー病の発病するリスクを負うとされています。両親ともにこの遺伝子を持っていると、それを受け継いだ子どもは、アルツハイマーになる可能性が非常に高くなります。まったく受け継いでいない人と比べて、一〇〜三〇倍も、罹患する可能性が高いとされています。

六〇歳から七〇歳でアルツハイマー病を発病した人の七割から八割が両親から危険遺伝子を引き継いでいたE4型だったという報告もありました。

図21　遺伝子タイプと生活習慣病のリスク

疾　患			遺伝子
ガ　ン	喫煙による肺ガン	発ガン物質の解毒	cytochrome P4501A1（CYP1A1）
			Glutathion S transferase（GSTM1）
	食道ガン	アルコール代謝	アルデヒド脱水素酵素（ALDH2）
循環器疾患	本態性高血圧	食塩感受性	アンジオテンシノーゲン（AGT）
	虚血性心疾患・糖尿腎疾患		アンジオテンシン変換酵素（AGE）
	虚血性心疾患・高血圧		血管内皮型NO合成酵素（eNOS遺伝子型）
	心筋梗塞		plasminogen-activator inhbitor type1 Stromelysin-1
	動脈硬化	ホモシステイン関連	メチルテトラヒドロフォレート還元酵素（MTHFR）
肥　満		脂肪代謝	β2アドレナリン受容体1（β2AR1）
			β2アドレナリン受容体2（β2AR2）
			β3アドレナリン受容体（β3AR）
アルツハイマー		発症危険因子	アポリポ蛋白E（ApoE）遺伝子多型
			TNF-alpha
骨粗鬆症		原因遺伝子	ビタミンD受容体（VDR）
			エストロゲン受容体（ER）
		骨代謝	Transforming Growth Factor（TGF-β1）
自己免疫疾患	慢性関節リウマチ	chromosome 5q31	SLC22A4（solute carrier family 22）
			RUNX1（Runt-related transccription factor 1）

もしあなたが、遺伝子診断で、自分が危険遺伝子を引き継いでいると知れば、どうしても悲観的になってしまうことでしょう。しかし、あきらめることはありません。生活習慣の改善によりアルツハイマー病の発病を遅らせ、さらに防ぐことも可能と考えられています。

最近の研究ではアルツハイマー病と脳梗塞の深い相関関係が報告されました。この研究から、脳梗塞を発症させなければ、アルツハイマー病のリスクも相当程度減少すると推察されます。

アルツハイマー病は脳に老人斑が生じることで起きるとされていますが、老人斑はだれでも年齢を重ねればできるものです。問題は、それが急激に増えたり大きく育ったりしてしまうことです。そうなるかどうかは、生活習慣に大きく依存していると考えられます。

将来自分に引き起こされるかもしれない病気がわかってしまう遺伝子診断ですが、これは決して未来を暗くするものではありません。むしろ生活習慣を見直すきっかけを与えてくれるものなのです。

最先端医療で注目される口と唾液

遺伝子診断で用いられる口腔粘膜に関して、興味深い話題をご紹介します。それは、自分の口の粘膜を人工的に発育増殖させて、角膜を作るという試みです。新聞でも報道されたので、ご存じの方もいらっしゃることでしょう。

これは頬の裏側から二ミリ四方の粘膜を採取し、その細胞を特殊な培養液で育てて障害を受けた目の表面に貼り付けるというものです。スティーブン・ジョンソン症候群など重度な眼疾患では、角膜が著しい障害を受け、視力を失うことがあり、こうした疾患に対しての福音となる術法です。

これまでの角膜移植の場合、他人の角膜を移植するため、手術に伴う感染症や合併症のリスクから逃れられませんが、この方法は自分自身の細胞を使用するためその心配はありません。

現代医療のキーワードのひとつに「再生医療」があります。事故や病気によって失われた体の細胞、組織、器官の再生や機能の回復を目的とした研究はこれまでも数多く取り組みがなされてきました。いま、角膜の再生医療として、口腔粘膜が大きな注目を集めているのです。

アンチエイジング・クリニックでは、唾液を使ったストレス検査が行われています。また、親子DNA鑑定でも唾液の中の粘膜上皮で可能です。このように、最先端医療では「口」「唾液」が大きな役割を担っているわけです。

唾液の分泌を進めるホルモン補充療法

唾液の分泌をいかに促進させるか。これも歯科によるアンチエイジング・クリニックの大きな課題です。唾液の質と量が低下すれば、さまざまな病気のリスクが増し、そして老化をもたらすことは、これまでお話ししてきた通りです。

さて、唾液腺を含めた腺組織というのは、ホルモンに支配されています。更年期以降の女性にドライマウスの患者さんが非常に多いのは、ホルモンバランスが崩れたことにも大きな原因があると考えられています。

そこでクローズアップされるのがホルモン補充療法です。アンチエイジングと聞いて、この療法を真っ先に思い浮かべる方も多いのではないでしょうか。

ホルモン補充療法については、医学界でも賛否両論あります。特に二〇〇二年七月にＮＩＨ（アメリカ国立衛生研究所）が発表した「ホルモン補充療法により乳ガンのリスクが二六パーセント増した」という報告は、肯定派・否定派双方の人々に衝撃を与えました。

しかしながら最近の研究では、ホルモン補充療法の有効性が数多く発表されており、結論を出すのはまだ時期尚早かもしれません。実際、私の知り合いの医師でも、ホルモン補充療法を積極的に患者さん、もしくは自分自身で試し、非常によい結果を得ている人が多くいます。

現在明らかとなっているホルモン補充療法の効果には、次のようなものがあります。

・更年期障害の改善……「ホットフラッシュ」と呼ばれる急な発汗やのぼせ、不眠や頭痛、めまいといった不定愁訴から解放される。

・骨粗鬆症《こつそしょうしょう》の予防・改善……低下した骨密度が上がる。

・ドライシンドロームの改善……膣や肌、さらには口腔内の乾燥感がなくなる。

・痴呆のリスクが減少……一〇年以上ホルモン補充療法を行うと、痴呆リスクが四一パーセント減少するという報告がある。

その他、心臓血管系疾患などにも効果があることが報告されています。

むろん副作用・リスクもあります。さきほどの乳ガンリスクが増すこともそうです。ただ、乳ガンは早期発見できれば死に至るリスクは少ないため、定期的検診さえ行っていれば問題ないとする専門家の意見もあります。ちなみに、乳ガン検診を定期的に受けることが、ホルモン補充療法を行う際の必須条件となっています。

また、子宮ガンのリスクも増えることが知られています。子宮ガンには子宮頸ガンと子宮体ガンの二種類あり、ホルモン補充療法と関係しているのは後者です。しかし、この場合もエストロゲンとプロゲステロンという二つの女性ホルモンを同時に摂取すれば、そのリスクは少ないとされています。

ホルモン補充療法の副作用としては、不正出血、むくみ、体重増加、乳房の張りや痛みなどがあります。

乳ガンや子宮ガンにかかっている人、または過去に罹患したことのある人はこの療法を受けられません。また肝機能障害を持っている人、過去に血栓症を起こした経験のある人も受けられません。その他には、糖尿病患者も注意が必要だとされています。

この療法を行う際には、ホルモンレベルのチェックを事前に行い、その結果、ホルモンレベルの低下が認められない場合は、この療法を行いません。心療内科などの他科を紹介することになります。ストレスによる自律神経失調症やうつ病などの可能性が疑われるからです。

ホルモン補充療法は、先ほども触れたように、ドライマウス改善の可能性も秘めており、専門家である私も大いに注目しています。動物実験では、外科的に卵巣を取り除きエストロゲンなどの女性ホルモンを低下させることにより、ドライマウスを発症することが示されていることから、現在、ドライマウスとホルモン補充療法との関係について研究を進めているところです。

ホルモン補充療法と予防医学の未来

ホルモンというものは、人間の体内で日常的に分泌される物質です。自然な物質というわけですから、一般的に内服薬や注射薬に比べて安全かつ有効だと考えることができます。しかし、誤った量を投与したり、自分勝手に量を変えてしまうことはたいへん危険なことです。したがって、必ず専門医の検査・診断を受けてから、本当に必要な場合のみ行うべきものです。

日本抗加齢医学会でも同様の見解を示しており、注意点として次のようなものを挙げています。

①食事療法、運動療法、精神療法などの生活療法から始めてください（サプリメント療法もこれに入ります）。
②客観的評価が重要です。IGF-1（インシュリン様成長因子Iソマトメジン C）、DHEA-s（硫酸抱合体）、エストロゲン、テストステロン、甲状腺ホルモン、インシュリン、コルチゾルなどの測定が必要です。
③健康診断・人間ドックを受けましょう（ガンや生活習慣病の早期発見、早期治療）。
④副作用に留意しましょう（それぞれのホルモンの投与量・投与方法については当然知っ

ていなくてはなりません。また、作用・副作用・相互作用についても勉強しましょう）。まずは専門医を受診してください、ということです。ホルモン補充療法には注射によるものもありますが、やはりこれは服用やパッチよりもリスクが大きいとされています。ですから、たとえばインターネットの個人輸入などでホルモン剤を手に入れて、それを専門家の判断なしで試すなどという行為は、あまりにも危険ですからやめましょう。

さて、ホルモン補充療法は「予防医学」の主役を担う可能性を秘めています。不定愁訴やドライシンドローム（乾燥症症候群）といったＱＯＬ（生活の質）を著しく低下させる症状を改善するほか、コレステロール値を下げたり、骨粗鬆症の予防に効果があります。

もしこれらすべてを、従来の一般的な方法で治療するとなれば、たいへんです。症状別に医師にかからなければなりませんし、処方される薬剤も多量です。

患者さんにとっての時間的・経済的損失はもちろん、国の保険医療への圧迫も相当なものになります。ホルモン補充療法を手放しで推奨しているわけではありませんが、正しい理解と使用法がなされ、今後さらなる研究が進むという条件があれば、未来医療の切り札となるべき存在となるかもしれません。

図22　アンチエイジング外来検査項目

①口腔老化度	ルテイン
口腔内診査	ゼアキサンチン
唾液検査（酸化ストレス、CoQ10等）	α,β カロテン
②血管の動脈硬化	ビタミンB12
頸動脈肥厚左・右	葉酸
RBPWV/RAPWV/LAPWV	**⑤ホルモンバランス**
③血液老化度	成長ホルモン
総コレステロール	甲状腺ホルモン
LDL	副腎皮質ホルモン
酸化LDL	フリーテストステロン
HDL2/HDL3	DHEA-S
中性脂肪	FSH
遊離脂肪酸	エストラジオール2
Lpa	**⑥免疫バランス**
RLP-C	NK細胞
アディポネクチン	IL6
総PAI-1	**⑦一般検査**
フィブリノゲン	**⑧体の構成**
MC-FAN（血液粘稠度）	体脂肪率
総ホモシステイン	筋肉分布
高感度CRP	BMI
④活性酸素・抗酸化力	W／I比
8-oHdG	骨量
LPO	平衡機能
イソプラスタン	背筋力
CoQ10 酸化率	握力
STAS	酸素飽和度
ビタミンA,C,E	**⑨遺伝子**
リコピン	長寿関連遺伝子検査

アンチエイジング・クリニックの使命とは何でしょう。結局のところ、受診者をいかに将来、死に至る病気から遠ざけてかからせないようにするか、同様にQOLを著しく低下させるような病気からどう引き離すか、ということだと思います。

私の専門なので、どうしても何度も取り上げてしまいますが、ドライマウスを例に考えてみましょう。再三述べているように、ドライマウスはQOLを著しく低下させる病気です。他人から見れば「単に唾液が出ないだけじゃないか」と思う症状ですが、食事は楽しめない、人と話すのも面倒くさい、いつ治るかわからないため常に不安感に苛《さいな》まれるなど、心身両面に大きなダメージを与えます。鬱《うつ》の症状を抱える患者さんもかなりの数にのぼります。

残念ながら、ドライマウスを根治させる治療法はまだ確立されていません。中心となるのは対症療法です。幸い、ドライマウスの認知度が上がり、ドライマウス専門外来も次々に開設されており、対処法についても以前より格段に選択肢が増えています。

ドライマウスはだれでも罹患するリスクのある病気です。ストレス、薬の副作用など、その原因を考えていくと、まさに〝現代病〟と呼ぶにふさわしく、現代社会そのものを劇的に変えない限り、根絶しない病気とも言えましょう。

したがって、いかにこの病気にかからないようにするか。これが歯科によるアンチエイジングの抱える課題でもあります。むろん、ドライマウスだけではありません。糖尿病や動脈硬化といった生活習慣病の引き金ともなる歯周病や、さらには重金属汚染を診断しそれに対応することも大切です。

口の機能を若いままで保ち続けるためのさまざまな働きかけや口をはじめとする全身の機能を正確に把握することが、歯科によるアンチエイジング・クリニックの使命なのでしょう。

私はいま、「歯科医から口腔科医へ」という呼びかけを行っています。これまでお話してきたように、これからの歯科医は単に虫歯を治したり、歯周病を治療したりするだけではありません。歯から口へ、そして全身へと、視野を広げる必要があるのです。

ドライマウスにしても、歯の病気ではありません。ドリルを持って歯を削ることはありません。治療するためには、患者さんの訴えに親身になって耳を傾ける内科的対応が必要です。ドライマウスの患者さんの中には、ドライアイの症状を抱えている方もいらっしゃいますから、単に口の中だけを診ていればいいというわけでもありません。

歯科に求められる役割はこれまで以上に多岐に渡るのです。

そうなれば、当然医科との連携も重要です。歯科だけでは手に負えない患者さんを適切な病院・科にいかに迅速に紹介できるか。これなどもこれから歯科医に求められる役割になってくるでしょう。

もはや歯科医が歯だけ診ていればいい、治療していればいいという時代は終わりました。「口腔」というもっと大きな器官を診る科に変貌しなければならないのです。

おわりに

この本を書き終えるにあたって、医療が日本の社会の縮図であることをつくづく感じています。

日本の少子高齢化が進み、二〇五〇年には国民の四割弱が高齢者となる超高齢社会に突入すると言われています。高齢化の流れの中にあって、私の専門である歯科医療についても大きく変わることが求められています。従来型からアンチエイジングの考え方を取り入れた抗加齢歯科医学への転換が望まれているのです。

アンチエイジング医学において歯科がかかわる領域は、歯の治療のみに限らず多種多様に及ぶことはもう自明です。そして、高度なアンチエイジング医療を達成させるには、歯科と医科の密接な連携なくしては考えられなくなっています。

そういう止められない趨勢《すうせい》にあって、私は最近、抗加齢歯科医学研究会を設立しました。新たな歯科医療の体制作りのためのアンチエイジング歯科医学を歯科界に導入し歯科医療従事者の職域の拡大と新たな診療分野の推進を目指し活動を始めたのです。
本書の執筆の動機も、このような新たな歯科医療の実践が大きなうねりとなり、日本の歯科界が根底から活性化されることを強く願ってのことです。

本書を書く上で多くの方々にお世話になりました。特に慶応義塾大学医学部眼科の坪田一男教授には長年ご支援をいただき、終始貴重な助言をいただきましたことに感謝申し上げます。
また、本書の土台となった資料収集にご尽力くださった鶴見大学歯学部高齢者歯科学講座の梁　洪淵先生、ならびに歯科衛生士の伊藤淳子さんに御礼申し上げます。さらにドライマウス研究会ならびに抗加齢歯科医学研究会事務局の塚原由美子さん、近藤由美子さんに深謝いたします。

この作品は知恵の森文庫のために書下ろされました。

知恵の森文庫

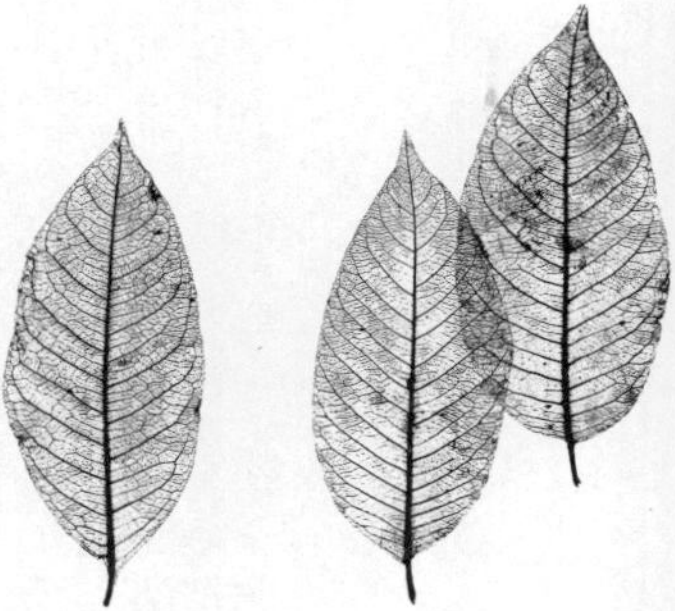

不老《ふろう》は口《くち》から アンチエイジング最前線

斎藤一郎《さいとういちろう》

2005年6月15日　初版1刷発行

発行者―古谷俊勝
印刷所―萩原印刷
製本所―明泉堂製本
発行所―株式会社光文社
〒112-8011　東京都文京区音羽1-16-6
電話　編集部(03)5395-8282
販売部(03)5395-8114
業務部(03)5395-8125
振替　00160-3-115347

ISBN4-334-78364-3　Printed in Japan

お願い

この本をお読みになって、どんな感想をもたれましたか。「読後の感想」を編集部あてに、お送りください。また最近では、どんな本をお読みになりましたか。これから、どういう本をご希望ですか。

どの本にも誤植がないようにつとめておりますが、もしお気づきの点がございましたら、お教えください。ご職業、ご年齢などもお書きそえいただければ幸いです。当社の規定により本来の目的以外に使用せず、大切に扱わせていただきます。

東京都文京区音羽一-一六-六
(〒112-8011)
光文社〈知恵の森文庫〉編集部
e-mail:chie@kobunsha.com